Partnerschaftsprobleme?

T0349738

Ludwig Schindler
Kurt Hahlweg
Dirk Revenstorf

Partnerschafts-
probleme?

So gelingt Ihre Beziehung – Handbuch für Paare

6., korrigierte Auflage

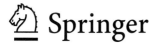 Springer

Ludwig Schindler
Praxis für Psychotherapie und Coaching
München, Deutschland

Dirk Revenstorf
Psychologisches Institut
Universität Tübingen
Tübingen, Baden-Württemberg
Deutschland

Kurt Hahlweg
Institut für Psychologie
Technische Universität Braunschweig
Berlin, Deutschland

ISBN 978-3-662-60335-2   ISBN 978-3-662-60336-9   (eBook)
https://doi.org/10.1007/978-3-662-60336-9

Die Deutsche Nationalbibliothek verzeichnet diese Publikation in der Deutschen Nationalbibliografie;
detaillierte bibliografische Daten sind im Internet über ▶ http://dnb.d-nb.de abrufbar.

Fotonachweis Umschlag: © anatskwong/stock.adobe.com

Planung: Monika Radecki
Springer ist ein Imprint der eingetragenen Gesellschaft Springer-Verlag GmbH, DE und ist ein Teil von
Springer Nature.
Die Anschrift der Gesellschaft ist: Heidelberger Platz 3, 14197 Berlin, Germany

Vorwort zur 6. Auflage

Mittlerweile kann der vorliegende Ratgeber auf eine stolze Entwicklungsgeschichte von 40 Jahren zurückblicken. Die allererste Fassung entstand im Rahmen eines breit angelegten Forschungsvorhabens am Max-Planck-Institut für Psychiatrie in München, in dem wir über viele Jahre hinweg Untersuchungen zu Ehe und Partnerschaft durchgeführt haben. In diesem Kontext wurde sozusagen die Urversion des Programms geschrieben. Es war als therapiebegleitender Text für all die Paare gedacht, die damals in unserem Projekt an einer Behandlung teilgenommen hatten. Im Jahr 1980 erschien das „Handbuch für Paare" erstmals in Buchform. 1999, 2007, 2012 und 2017 haben wir es dann nach dem jeweiligen Stand der Forschung vollständig überarbeitet und aktualisiert. Im Lauf dieser langen Zeit haben sich erfreulicherweise viele Tausend Paare mit diesem Buch beschäftigt und die Nachfrage ist weiterhin sehr groß, auch wenn heute durch das Internet neuartige Möglichkeiten zusätzlich zur Verfügung stehen.

Aufgrund der nachhaltigen Akzeptanz haben wir uns zu einer weiteren Neuauflage mit völlig überarbeitetem Erscheinungsbild entschieden. Wir wollen mit diesem Buch nach wie vor in verständlicher Form einen Leitfaden bieten, was es zur Gestaltung einer erfüllten Beziehung braucht. Wir versuchen Antworten zu geben auf die Fragen:
- Worauf kommt es an, damit Beziehung gelingt?
- Vor welchen Gefahren und Fallstricken muss man sich hüten?
- Und falls die Beziehung in eine Krise geraten ist: Wie kann man sich daraus wieder befreien?

Es sollen dabei Anregungen gegeben werden für eigene Verhaltensänderungen wie auch für gemeinsame Gespräche. Wir stellen mit diesem Programm zum einen ein bewährtes Vorgehen zur Selbsthilfe bereit – wobei es allerdings in problematischen Fällen eine therapeutische Unterstützung nicht ersetzen kann.

Zum anderen hat sich das Buch als therapiebegleitender Text im Rahmen einer Paartherapie bewährt. Die Paare erarbeiten die einzelnen Kapitel zwischen den Therapiestunden zu Hause selbstständig und dadurch wird in den Sitzungen mehr Raum für weitergehende therapeutische Interventionen geschaffen. Die Anleitungen und Übungen helfen zudem, die neuen Verhaltensmuster im täglichen Miteinander zu etablieren.

Wir wissen heute mehr denn je, welche Bedeutung eine zufriedenstellende Partnerschaft für die psychische Stabilität und die Lebensfreude für jeden von uns hat. Die Beschaffenheit der partnerschaftlichen Beziehung übt einen direkten Einfluss auf alle anderen Lebensbereiche aus und spielt damit auch bei der Entstehung von seelischen Problemen eine zentrale Rolle.

Die persönliche Lerngeschichte, das individuelle Beziehungskonzept und die spezifische Interaktionsstruktur des einzelnen Paares führen alles in allem zu einer Komplexität, die den Bereich Partnerschaft zu einem der schwierigsten Interventionsbereiche werden lässt. Wir hoffen, dass unser Programm weiterhin einen Beitrag zur Bewältigung dieser Komplexität liefern kann, indem es einen Leitfaden für Lehre, Ausbildung und therapeutische Praxis, vor allem aber auch zur Selbsthilfe bereitstellt.

Ludwig Schindler
Kurt Hahlweg
Dirk Revenstorf
München
Berlin
Tübingen
im Frühjahr 2020

Inhaltsverzeichnis

Über die Autoren

Prof. Dr. Ludwig Schindler

Studium der Psychologie an der Ludwig Maximilians Universität München; 12 Jahre Mitarbeiter am Max-Planck-Institut für Psychiatrie in München; Forschungsschwerpunkte: Therapieentwicklung für verschiedene zentrale Interventionsbereiche, v. a. Ehe und Partnerschaft, sowie Systematisierung der therapeutischen Gesprächsführung. 1988 habilitiert an der Universität Bamberg; ab 1998 außerplanmäßiger Professor an der Universität Bamberg. Seit 1989 psychotherapeutische Lehrpraxis, München. Neben Forschung und Lehre Supervisor und Prüfer in Fort- und Weiterbildung. Mitbegründer von PaarBalance, dem ersten interaktiven Online-Coaching zur Verbesserung der Partnerschaft im deutschsprachigen Raum (▶ https://www.paarbalance.de).

Praxis für Psychotherapie und Coaching
Auenstraße 6
80469 München
E-Mail: schindler.ludwig@googlemail.com

Prof. Dr. Kurt Hahlweg

Psychologischer Psychotherapeut; Studium der Psychologie an der Universität Hamburg, Wissenschaftlicher Mitarbeiter am Max-Planck-Institut für Psychiatrie in München; seit 1988 Professor für Klinische Psychologie, Psychotherapie und Diagnostik an der Technischen Universität Braunschweig. Deutscher Psychologie-Preis 2008. Niedersachsenprofessor 65+. Mitglied des wissenschaftlichen Beirats des Bundesministeriums für Familie, Senioren, Frauen und Jugend BMFSFJ. Forschungsschwerpunkte: Ehe- und Familientherapie; Prävention von Beziehungsstörungen und kindlichen Verhaltensstörungen (EPL: Ehevorbereitung: Ein Partnerschaftliches Lernprogramm; Triple P: Positives Erziehungsprogramm für Eltern).

Technische Universität Braunschweig, Institut für Psychologie
Abteilung für Klinische Psychologie, Psychotherapie und Diagnostik
Schwäbische Straße 7
10781 Berlin
E-Mail: k.hahlweg@tu-braunschweig.de

Prof. Dr. Dirk Revenstorf

Professor für klinische Psychologie, Universität Tübingen; Approbierter Psychotherapeut; spezialisiert auf Hypnotherapie und Paartherapie; Ausbildung in Gestalt- Hypno- und Körpertherapie sowie Verhaltenstherapie; 1984–2009 Vorstand der Erickson Gesellschaft Klinische Hypnose; ehemals Mitglied der Landes- und Bundes-Psychotherapeutenkammer; Gründungsmitglied der Deutsch-Chinesischen Akademie für Psychotherapie. Zahlreiche wissenschaftliche Publikationen; Jean-Piaget-Award der Internationalen Gesellschaft für Hypnose; Preis der Milton Erickson Gesellschaft, Forschungspreis der American Association for Body Psychotherapy; Leiter der Europäischen Akademie für Paartherapie.

▶ http://www.meg-tuebingen.de, ▶ www.paartherapie-akademie.de
Universität Tübingen, Psychologisches Institut
Akademie der Milton Erickson Gesellschaft
Gartenstraße 18
72024 Tübingen
E-Mail: revenstorf@uni-tuebingen.de

Was Sie vorab wissen sollten

1

Lernprogramm für Paare

Das vorliegende Programm soll Paaren dabei helfen, ihre Beziehung zufriedenstellender zu gestalten. Es enthält Informationen, Anleitungen und Übungen.

Der Leser kann selbstverständlich auch für sich alleine von der Lektüre profitieren, am besten arbeiten Sie dieses Buch jedoch mit Ihrem Partner gemeinsam durch. Es ist nämlich als Lernprogramm für Paare gedacht.

Der Text jedes Kapitels ist in einzelne Abschnitte gegliedert. Setzen Sie sich am besten gemütlich zusammen und lesen Sie sich die Abschnitte abwechselnd laut vor. So können Sie zu zweit gleichzeitig an dem Buch arbeiten. Dies mag Sie im ersten Moment vermutlich ein wenig befremden, Sie werden jedoch bald feststellen, wie gut Sie dabei miteinander ins Gespräch kommen.

Für ein Kapitel benötigen Sie etwa eine Stunde. Nehmen Sie sich ein Kapitel pro Woche vor und vereinbaren Sie rechtzeitig den Tag, an dem weitergelesen werden soll.

Jedes Kapitel besteht aus einem Text- und einem Übungsteil. Der Textteil vermittelt Ihnen Wissen und Handlungsanleitungen, die im Übungsteil vertieft bzw. in „Hausaufgaben" umgesetzt werden sollen. Die Übungen sollen Ihnen dabei helfen, selbst auszuprobieren, was Sie gelesen haben.

Jedes Kapitel baut auf dem vorhergehenden auf. Lesen Sie die Kapitel deshalb der Reihe nach und lassen Sie keines aus.

Falls Sie zu dem einen oder anderen Aspekt mehr erfahren möchten, finden Sie am Ende jedes Kapitels sowohl einen Buchtipp als auch einen Link zu weiterführenden Online-Programmen.

Liebe und Bindung

© Springer-Verlag GmbH Deutschland, ein Teil von Springer Nature 2020
L. Schindler, K. Hahlweg, D. Revenstorf, *Partnerschaftsprobleme?*,
https://doi.org/10.1007/978-3-662-60336-9_2

2

Was tun, wenn die Liebe schwindet? Es geht nicht mehr miteinander, aber auch nicht ohne einander.

Zuneigung und Liebe Zuneigung und Liebe sind Gefühle, die zu Beginn der meisten Beziehungen wie von selbst da sind. Ratlosigkeit und Verzweiflung machen sich breit, wenn man feststellen muss, dass diese Gefühle gerade verblassen.

Viele Menschen glauben, die Liebe sei etwas, das ganz einfach vorhanden ist oder eben nicht. Doch Liebe ist nichts Abstraktes, das von sich aus gegeben ist. Vielmehr sind Liebesgefühle direkt davon abhängig, wie zwei Menschen miteinander umgehen, d. h. wie jeder einzelne Partner sich in die Beziehung einbringt.

In vielen Büchern und Ratgebern werden Turbulenzen in der Partnerschaft leider oft zu negativ angegangen, d. h. man begibt sich auf die Suche nach den tieferen Ursachen für Beziehungsprobleme, konstatiert unüberbrückbare Unterschiede zwischen Männern und Frauen oder beschäftigt sich mit „Streit-Kultur", anstatt dabei zu helfen, Streit zu mindern.

Zufriedene Partnerschaft Wir bieten Ihnen einen optimistischen Ansatz. Wir wollen zeigen, was eine zufriedene Partnerschaft ausmacht, wo Gefahren lauern und wie man sie umgehen kann. Wir stellen Ihnen erprobte Strategien vor, wie sich eine Beziehung aus der Krise führen lässt und wie man eine erfüllte Partnerschaft hegen und pflegen kann.

Bei diesem Vorgehen, das auf einem halben Jahrhundert an empirischer Forschung basiert, wird deutlich, wie Zufriedenheit und Glück in einer Zweierbeziehung mit dem konkreten Verhalten beider Partner erklärt werden kann und wie durch eine gezielte Veränderung in kleinen Schritten die positiven Gefühle in der Beziehung wieder wachsen können.

Wir möchten Sie in diesem Kapitel zunächst mit einigen grundlegenden Gesetzmäßigkeiten vertraut machen, die für das spätere Vorgehen wichtig sind.

2.1 Die Wechselwirkung von Liebe und Bindung

Die Menschen kommen mit der Sehnsucht nach Bindung auf die Welt. Jeder wünscht sich einen Partner, der „ideal" zu ihm passt, von dem er in jeder Hinsicht begeistert ist und der möglichst nur für ihn da ist.

Der Wunsch nach Bindung Dieser Wunsch nach Bindung ist ein zentraler Bestandteil unseres Seelenlebens. Alle Umfragen zeigen, dass nach wie vor für die meisten Menschen das erfüllte Zusammenleben mit einem festen Partner die wichtigste Voraussetzung für ein gelungenes Leben ist.

Die Hoffnung, in einer festen Partnerschaft Geborgenheit, Wertschätzung und Zärtlichkeit zu erleben, ist universell, d. h. sie wird von allen Menschen geteilt. Geht sie in Erfüllung, ist eine der wichtigsten Voraussetzungen für die eigene Zufriedenheit und psychische Stabilität gegeben.

Ist eine solche Bindung gefährdet, so stellt dies eine der größten Quellen für persönliche Verunsicherung dar. Und wenn sie gar zerbricht, so bedeutet dies fast immer eine massive persönliche Krise für die Betroffenen, begleitet von depressiven Einbrüchen, Angstzuständen und dem Verlust an Lebensperspektive.

Diese vitale Bedeutung von Bindung und die mit ihr verbundenen intensiven Gefühle werden in der Psychologie damit erklärt, dass es sich um eine instinktive Anlage beim Menschen handelt, die im Lauf der Evolution entstanden ist. Bindung stellt einen Überlebensmechanismus dar, der zunächst das sichere Aufwachsen des Kindes sowie später den Zusammenhalt eines Paares gewährleisten soll.

Nähe zu einem Menschen herzustellen, mit dem man die Anforderungen des Lebens besser meistern kann, hat die biologische Funktion von Schutz. Bindung hat somit evolutionäre Wurzeln und soll das Überleben sichern. Dadurch wird verständlich, warum die Reaktionen so mächtig sind, wenn der Verlust einer Bindungsperson droht.

Wir verlieben uns in jemanden, der alle Anzeichen dafür zeigt, dass er genau die persönlichen Eigenschaften besitzt, nach denen wir uns sehnen. Dies bezieht sich sowohl auf die körperliche Attraktion als auch auf Persönlichkeitszüge, die wir zu erkennen glauben.

> ❯ Liebe ist eine schöne Erfindung der Natur, um Bindung zwischen zwei Menschen entstehen zu lassen. Sich verlieben bedeutet Bindung herstellen; Liebe bedeutet Bindung erhalten.

Es besteht also eine Wechselwirkung: Liebe führt zu Bindung – Bindung erhält die Liebe (zumindest das Potenzial dafür).

Je länger ein Paar zusammen ist, desto stärker wird die Bindung – auch wenn die Intensität der Liebesgefühle Schwankungen unterliegt. Die so entstandene Bindung wird oft sträflicherweise „Gewohnheit" genannt – sie beinhaltet jedoch weitaus mehr. Dies müssen alle Paare leidvoll erfahren, wenn Trennung droht. Denn der andere ist zu einem Teil der eigenen Lebensgeschichte und damit des Selbstbildes geworden.

Gewohnheit

Wie stark die Gefühle von Nähe, Geborgenheit und Zuneigung zu einem bestimmten Zeitpunkt in der Beziehung ausgeprägt sind, ist abhängig von den Verhaltensweisen, die erwartet bzw. vom Partner gezeigt werden. Die Summe der erwünschten oder nicht erwünschten Verhaltensweisen bestimmt die Zufriedenheit mit der Beziehung.

Betrachten wir als Beispiel ein Paar, das sich gerade kennengelernt hat und sehr verliebt ist.

2

Beispiel

Tim und Tina sind seit einem halben Jahr zusammen. Sie fanden sich auf Anhieb sympathisch und kamen recht schnell zusammen. Jetzt haben sie eine feste Beziehung. Tina hat eine eigene Wohnung, Tim lebt noch bei seinen Eltern. Beide sind berufstätig und sehen sich fast jeden Tag. Sie fühlen sich wohl im Kreis ihrer Freunde, treiben beide gerne Sport und gehen häufig aus.

Schauen wir uns näher an, was die beiden tun, wenn sie zusammen sind:

- Sie erzählen einander von ihrem bisherigen Leben.
- Sie versuchen, den anderen in ihr eigenes Leben mit einzubeziehen: sie interessieren sich für die Freunde und Eltern des anderen, sie berichten einander von ihrem Berufsleben und sprechen über ihre jeweiligen Zukunftspläne.
- Sie versuchen, gemeinsame Aktivitäten zu entwickeln und sich gemeinsame Erlebnisse zu schaffen.
- Sie sind zärtlich zueinander und sprechen offen darüber, was sie am anderen gut finden und was sie sich wünschen.
- Gleichzeitig achten beide sorgsam darauf, dass keine Missstimmung entsteht.

Alles, was wir aufgezählt haben, sind konkrete Verhaltensweisen mit dem gemeinsamen Merkmal, dass sie Bestätigung und Wertschätzung für den anderen darstellen. Beide Partner zeigen dieses Verhalten wechselseitig. Auf diese Weise entsteht eine zufriedene und zärtliche Atmosphäre in ihrer Partnerschaft.

2.2 Das Beziehungskonto

Wissenschaftler haben für diesen Zusammenhang zwischen dem Umgang eines Paares und der Zufriedenheit mit der Beziehung das Modell des „Beziehungskontos" entwickelt.

Beziehungskonto

Wie bei einem Bankkonto verändert sich der Stand des Beziehungskontos ständig, je nachdem, ob etwas eingezahlt oder abgehoben wird. Eine Einzahlung auf das Beziehungskonto kann von einer kleinen Aufmerksamkeit bis zu einer tiefgreifenden Liebesbezeugung reichen. Entsprechend kann eine Abhebung geringfügig sein, wie etwa eine kleine Verärgerung, oder gewaltig und folgenschwer, wie persönliche Angriffe bei einer erbitterten Auseinandersetzung.

Wie Tim und Tina verfügen die meisten Paare am Anfang ihrer Beziehung über ein beachtliches Guthaben, weil sie sehr liebevoll und behutsam miteinander umgehen.

2.3 Das Beziehungskonzept

Der Wunsch nach Nähe, Geborgenheit und Rückhalt ist allen Menschen gemeinsam und mit Bindung unmittelbar verknüpft. Welches Verhalten allerdings einer Person diese Gefühle vermittelt, kann individuell höchst verschieden sein. So braucht jeder von uns ganz spezielle Signale oder Spielarten, die ihm besonders wichtig sind. Sie sind das Ergebnis aus den persönlichen Erfahrungen in der Herkunftsfamilie und späteren eigenen Beziehungen. Bestimmte Interaktionsmuster sind zum Auslöser geworden für positive Gefühle wie Nähe und Akzeptanz, andere für negative Gefühle wie Verunsicherung oder Zurückweisung.

Bei unserem Paar ist es z. B. so, dass Tim nicht oft genug hören kann, dass Tina ihn liebt und was sie alles an ihm schätzt. Die so ausgesprochene Wertschätzung ist für ihn besonders wichtig. Für Tina hingegen spielt es eine große Rolle, dass Tim sich Zeit für sie nimmt und zuhören kann. Seine Aufmerksamkeit und Geduld bei solchen Gesprächen vermitteln ihr das Gefühl von Nähe und Zusammengehörigkeit. In Worten ausgedrückte Liebesbeweise dagegen sind ihr nicht so wichtig.

Solche persönlich bedeutsamen „Liebesbeweise" sind Beispiele für hohe Einzahlungen auf das Beziehungskonto.

Einzahlungen auf das Beziehungskonto

Natürlich haben persönliche Lernerfahrungen einen großen Einfluss darauf, welches Verhalten zur Beziehungsgestaltung jemand einbringen kann oder will. Auch das Modell der Eltern und spätere Beziehungserfahrungen spielen dabei eine große Rolle.

❯ Dies bedeutet: Aufgrund früherer Erlebnisse in Kindheit und Jugend hat jeder von uns ein persönliches inneres Arbeitsmodell über enge Beziehungen gebildet, das durch spätere Erfahrungen ergänzt und verändert wird. Dieses „Beziehungskonzept" bestimmt im Wesentlichen, welchen Partner wir wählen, was wir von ihm erwarten, aber auch wie wir selbst die Partnerschaft gestalten.

2.4 Die Entstehung von Krisen

Anhand der individuellen Beziehungskonzepte lässt sich nun auch die Verschlechterung einer Beziehung erklären. – Der Beginn liegt in sich anhäufenden Enttäuschungen.

Aufgrund der eigenen Lerngeschichte ist jedes Beziehungskonzept als ganz persönliches und einzigartiges Raster zu verstehen. Das heißt, wann immer sich zwei Menschen zusammenschließen, werden die beiden Beziehungskonzepte zwangsläufig Diskrepanzen aufweisen, die eine bedeutende Quelle für Fehlinterpretationen und Missverständnisse darstellen. Wir

Beziehungskonzepte

2

haben vorhin aufgezeigt, dass jeder Mensch andere Signale für Nähe und Sicherheit braucht. Meist wird er sie erst bekommen, wenn das Wie und Warum für den Partner transparent und verständlich geworden ist.

Die Gegensätze in den beiden Beziehungskonzepten bergen die Gefahr, dass sich im Laufe des Zusammenlebens Enttäuschungen anhäufen. Erreichen die Enttäuschungen eine kritische Masse, so fällt die persönliche Bilanz für den einzelnen Partner negativ aus; d. h. der positive Austausch an Zeichen der Zuneigung, an Unternehmungen oder Gesprächen wird zusammenbrechen, weil keiner mehr bereit ist, die nötige Vorleistung zu erbringen. Oft stellt sich zudem der subjektive Eindruck ein, der andere würde einem bewusst etwas vorenthalten.

Diskrepanzen

Dies kann sich auch in Beziehungen ereignen, die lange Zeit als zufriedenstellend erlebt wurden; entweder weil einer der Partner oder beide tiefgreifende persönliche Entwicklungen durchlaufen oder weil bei bestimmten einschneidenden Ereignissen plötzlich gravierende Diskrepanzen zwischen den beiden Beziehungskonzepten deutlich werden. Häufig tritt dies z. B. bei der Geburt des ersten Kindes auf, wenn plötzlich neue Rollenerwartungen (Mutter bzw. Vater) an den Partner gestellt werden.

Wird ein kritisches Maß an Enttäuschungen überschritten, so besteht die Gefahr, dass man dem anderen negative Eigenschaften zuschreibt („Er will eben nicht"; „Sie ist eben nicht liebevoll").

Mit solchen Eigenschaften, die man dem anderen unterstellt, ist dessen Verhalten jedoch keinesfalls erklärt, sondern lediglich beschrieben. Bei näherer Betrachtung stellt man weiter fest, dass sogar die Beschreibung sehr unzulänglich ist: Nur weil jemand gelegentlich an seine eigenen Interessen denkt, ist er nicht immer egoistisch.

Eigenschaften stellen also eine unzulässige Verallgemeinerung dar. Das zeigt sich besonders eklatant im Streit, wenn der Beschuldigte sofort Gegenbeispiele anführt, mit denen er beweisen will, dass er eben nicht immer egoistisch oder lieblos ist.

Deshalb sprechen wir bei unserem Vorgehen in diesem Buch nicht von „Eigenschaften". Sie sind für die Beschreibung wie für die Erklärung von Verhaltensweisen des jeweiligen Partners unzureichend und stehen einer Veränderung im Weg.

> **❯ Wir müssen die Handlungen des anderen in konkreter Form betrachten, nämlich im Zusammenhang mit klar beschriebenen Situationen.**

Die Persönlichkeit jedes Einzelnen von uns besteht aus einer Fülle von Reaktionsweisen, die durch bisherige Erfahrungen gelernt wurden. Stellt sich bei einer bestimmten Begebenheit Enttäuschung über den anderen ein, so bestünde der konstruktive Versuch darin, sich in seinen Partner hineinzuversetzen und sich in Erinnerung zu rufen, was man über dessen Erfahrungen und Beziehungskonzept weiß, um sich aus der Perspektive des Partners dessen Verhalten in einer bestimmten Situation zu erklären.

Verharrt man nur in der eigenen Perspektive, besteht die Gefahr, dem anderen eine böswillige Absicht zu unterstellen. Der Glaube, negative Eigenschaften beim anderen ausgemacht zu haben, führt zu dem Schluss, sich vorsehen zu müssen. Man beginnt seinerseits, sich zurückzunehmen.

Mit einer solchen Zurückhaltung wird aber wiederum der Partner in seiner negativen Sichtweise bestätigt. Er wird versuchen, die Zuwendung unter Druck einzuklagen oder sich noch mehr zurückzunehmen. Durch diese negative Wechselwirkung schüren beide die Eskalation.

Eskalation

2.5 Der „Zwangsprozess" in der Krise

In einer solchen Entwicklung nehmen die Zeichen der Zuneigung ab und die Vorwärtsverteidigung nimmt zu. Wenn sich „Frust" anhäuft, neigen die Menschen zu aggressiven Reaktionen. Dies zeigt sich in Vorwürfen, Liebesentzug, persönlichen Angriffen oder Abwertung des anderen.

> **Aber: Eine verletzende Bemerkung macht unzählige liebevolle Gesten zunichte!** Studien haben gezeigt, dass eine einzige Herabsetzung viele Stunden der Aufmerksamkeit und Zuwendung tilgt. Dies lässt sich an einem einfachen Beispiel veranschaulichen: Verletzt man sich versehentlich an einem Finger, so dauert dies den Bruchteil einer Sekunde. Die Heilung aber dauert Tage. Bei seelischen Wunden ist es nicht viel anders.

Wenn beide Partner bedenkenlos das Konto plündern, schmelzen die Reserven schneller dahin, als sie durch Einzahlungen aufgefüllt werden können. In der Folge wird sich der Stand des Beziehungskontos bald um Null bewegen, was für die Partner eine emotionale Berg- und-Talfahrt bedeutet. Wenn an einem Tag die liebevollen Gesten überwiegen, sind die Partner erleichtert und fühlen sich wohl in ihrer Beziehung. Wenn am anderen Tag Streit und Kränkungen vorherrschen, sind sie wieder sehr unglücklich und drohen zu resignieren. Schreitet der Prozess weiter fort, so wird sich auf dem Beziehungskonto ein zunehmendes Defizit einstellen, das schließlich zum Beziehungsbankrott führt.

Streit und Kränkung

Anklagen und Herabsetzungen sind in der Regel nur verzweifelte Hilferufe, mit denen dem anderen die Dringlichkeit des eigenen Anliegens signalisiert werden soll. Sie bewirken fatalerweise aber genau das Gegenteil, weil der andere sie als

2

Strafaktionen erlebt, mit denen er zum Einlenken gezwungen werden soll. Der Bestrafte ist dann so mit seinen eigenen Verletzungen beschäftigt, dass er die eigentliche Botschaft nicht erkennen kann.

Mit einem solchen Streitverhalten werden Konflikte nicht mehr gelöst, sodass der Zündstoff rapide anwächst, d. h. destruktive Auseinandersetzungen nehmen immer mehr zu. Auch werden sich beide Partner in der Intensität des Streitverhaltens gegenseitig steigern, d. h. es kommt zu immer schnelleren und heftigeren Eskalationen. Einen solchen Verlauf, bei dem jeder das Einlenken des anderen mehr oder weniger erzwingen will, nennen wir den „Zwangsprozess".

Wenn sich schließlich genügend an Verletzung, Wut und Hilflosigkeit eingestellt hat, kommt man in Versuchung, die gemeinsame Geschichte umzuschreiben (*„So gut kann das ja alles nicht gewesen sein"*; *„Die Anzeichen hätte ich ja schon damals sehen müssen"*). Damit aber wird zu guter Letzt auch noch das Fundament der Beziehung zerstört.

2.6 Wege aus der Krise

Was kann man nun in einer solchen Situation tun? Wenn Sie der Meinung sind, tragischerweise den falschen Partner gewählt zu haben, dann stellt sich bei einer ernsten Krise folgende Alternative: Entweder Sie versuchen, die Persönlichkeit Ihres Partners zu verändern (ein zum Scheitern verurteiltes Unterfangen, wie eben beschrieben), oder Sie trennen sich vom ihm und versuchen Ihr Glück beim Nächsten. Allerdings scheint diese Strategie auch nicht besonders erfolgreich zu sein, denn die Scheidungsrate nach der zweiten Ehe liegt um 10 % höher als die der ersten Ehe.

❯ Alle wissenschaftlichen Untersuchungen zeigen, dass es nicht in erster Linie auf Herkunft, Bildung oder bestimmte Persönlichkeitsmerkmale der Partner ankommt, ob eine Beziehung gelingt oder nicht, sondern dass es vorwiegend am konkreten Verhalten liegt, das jeder Partner von sich aus täglich einbringt. Hier liegt der Ansatzpunkt.

Neugestaltung der Beziehung

Auch wenn eine Beziehung in die Krise geraten ist, zeigt sich immer wieder, dass eine Neugestaltung möglich ist – nämlich dann, wenn beide Partner beginnen, ihren eigenen Anteil konstruktiv zu erneuern.

Wer auf dem Standpunkt beharrt, dass sich zuerst der Partner ändern muss, bevor er es selbst tut, der wird seine Beziehungsprobleme nicht lösen. Das Fatale dabei ist nämlich, dass dann beide Partner darauf warten, dass der andere den Anfang macht, und sich deshalb gar nichts bewegt.

Wir wollen Sie auf folgende Devise einstimmen: Ich nehme mir vor, Neues zu versuchen, egal was mein Partner tut. Wenn ich mich ändere, wird sich auch das Verhalten meines Partners ändern! (Was hindert uns eigentlich daran, das zu tun, was wir vom anderen erwarten?).

Ihre Bereitschaft, mit Einzahlungen in Vorleistung zu gehen, ist die Voraussetzung dafür, dass Ihr Guthaben auf dem Beziehungskonto wieder wächst.

> **Bedenken Sie:** Ich muss nicht meine gesamte Persönlichkeit ändern, sondern nur bestimmte Verhaltensweisen. Kleine Verhaltensänderungen können zu großen Veränderungen in der Partnerschaft führen. Nehmen Sie sich dafür Zeit. Betrachten Sie es als ein Experiment für die nächsten Monate. Veränderungen brauchen Zeit, um sich im Alltag zu bewähren und etabliert zu werden.

Sicher, ein solcher Versuch erfordert Einsatz und der ist mühsam. Zudem sind Veränderungen für die Menschen immer erst einmal unangenehm, da sie mit Zeiten von Unsicherheit einhergehen.

Es kann jedoch nicht oft genug betont werden, dass ein Trennungsprozess mit Sicherheit mehr Leiden bringt und erheblich mehr an Bewältigung erfordert als der Versuch eines Neubeginns. Der Mythos, „wenn es nicht funktioniert, geht man eben auseinander", enthält eine schreckliche Ignoranz gegenüber dem Leiden von Menschen in Trennungsprozessen.

Würden die Partner die Energie, die eine Trennung erfordert, in die Verbesserung ihrer Beziehung investieren, würde sich wohl ein Großteil der Partnerschaften wieder zufriedenstellend gestalten lassen.

Dies soll nicht bedeuten, dass es nicht auch Situationen gibt, in denen eine Trennung der bessere Weg ist. Aber mit dem Wissen, dass die meisten Scheidungen in den ersten 5 Ehejahren eingereicht werden (und das bei einem Vorhaben, das zu Beginn auf etwa 50 Jahre ausgelegt war), müssen wir feststellen, dass die Menschen offensichtlich zu schnell aufgeben.

Selbst wenn es schließlich doch zu einer Trennung kommt, ist es für die Betroffenen unendlich wichtig sich sagen zu können: Ich habe vorher wirklich alles versucht!

Übrigens: Es gibt keine langjährige Beziehung, die ohne Krise durchkommt – mehrere sind wahrscheinlich.

Wir wollen Ihnen im Rahmen dieses Buches Wege aus der Krise aufzeigen. Vielleicht sind Sie aber auch mit Ihrer Beziehung zufrieden und möchten sie nur verbessern. Jedenfalls würden wir Ihnen gerne dabei helfen, wieder mehr auf Ihr Konto einzuzahlen und Abhebungen zu vermeiden.

Wege aus der Krise

2

> ❯ Nicht die Unterschiede zwischen den Partnern führen zu Problemen, sondern die Art, wie damit umgegangen wird.

Neue Erfahrungen

Der Ansatzpunkt zur Veränderung ist also das konkrete Verhalten beider Partner. Durch neue Versuche ermöglichen Sie sich neue Erfahrungen. Durch neue Erfahrungen kann sich auch die Qualität Ihrer Beziehung verändern.

Auf dieser Grundlage streben wir vier Ziele an:

Übersicht

- Wir möchten Ihnen dabei helfen, Ihrer Beziehung wieder einen Belohnungscharakter zu geben, d. h. die positiven Seiten wieder zu beleben. Dabei geht es um Ihr tägliches Miteinander. Wir möchten Ihnen Wege zeigen, wie Sie Initiative, Aktivität und gegenseitige Aufmerksamkeit in Ihrer Partnerschaft weiter ausbauen oder auch schrittweise wiederherstellen können.
- Wir werden die Merkmale konstruktiver Kommunikation hervorheben. Es geht dabei um Fertigkeiten, die es ermöglichen, offen miteinander zu sprechen und sich besser zu verständigen.
- Wir möchten zeigen, wie diese Fertigkeiten zur Konfliktlösung eingesetzt werden können, und Ihnen dabei helfen, diese Lösungen zu verwirklichen.
- Wir möchten Ihnen Wege aufzeigen, wie Sie Streit minimieren und Eskalationen verhindern können.

Dieses Kapitel wollte Ihnen einen ersten Überblick über fundamentale Gesetzmäßigkeiten geben, die entscheidend sind für das Gelingen oder Scheitern einer Beziehung. Wir möchten Ihr Zutrauen stärken, dass auch Sie Ihre Beziehung neu beleben können, wenn jeder von Ihnen bereit ist, bei sich selbst zu beginnen.

> ❯ Machen Sie sich zur Devise: Erst ausprobieren, dann beurteilen.

Die folgende Zusammenfassung enthält nochmals die Schwerpunkte dieses Kapitels.

Fazit

- Liebe ist eine schöne Erfindung der Natur, um Bindung zwischen zwei Menschen zu erzeugen. Sich verlieben bedeutet Bindung herstellen; Liebe bedeutet Bindung erhalten.
- Zuneigung und Glück in der Partnerschaft sind nichts Abstraktes, das nicht beeinflussbar ist, sondern hängen vom konkreten Verhalten der einzelnen Partner in bestimmten Situationen ab.

— Aufgrund früher Lernerfahrungen in Kindheit und Jugend hat jeder von uns ein persönliches inneres Arbeitsmodell über enge Beziehungen gebildet. Dieses „Beziehungskonzept" bestimmt im Wesentlichen, welchen Partner wir wählen, was wir von ihm erwarten, aber auch, wie wir selbst die Partnerschaft gestalten.

— Wer auf dem Standpunkt beharrt, dass sich zuerst der Partner ändern muss, bevor man es selbst tut, der wird seine Beziehungsprobleme nicht lösen. Das Fatale dabei ist nämlich, dass beide Partner darauf warten, dass der andere den Anfang macht, und sich deshalb gar nichts bewegt.

— Bedenken Sie: Ich muss nicht meine gesamte Persönlichkeit ändern, sondern nur bestimmte Verhaltensweisen. Kleine Verhaltensänderungen können zu großen Veränderungen in der Partnerschaft führen. Betrachten Sie es als ein Experiment für die nächsten Monate.

Online-Tipp
► https://www.paarbalance.de
Das erste interaktive Online-Programm für mehr Beziehungsglück im deutschsprachigen Raum. Zugeschnitten auf den einzelnen Partner.

Buch-Tipp
Revenstorf, D (2018) Die geheimen Mechanismen der Liebe. 7 Regeln für eine glückliche Beziehung. Klett-Cotta, Stuttgart. 6. Auflage

---

2.7 Übungsteil

Hier finden Sie Fragen und Übungen, die zum Nachdenken und Ausprobieren anregen sollen:

— Übung 1: Beispiele für Bewegungen auf dem Beziehungskonto ◘ Abb. 2.1

— Übung 2: Mein Beziehungskonzept – Dein Beziehungskonzept ◘ Abb. 2.2

— Übung 3: Schlüsselerlebnisse in unserer Beziehung ◘ Abb. 2.3

2

Übung 1: Beispiele für Bewegungen auf dem Beziehungskonto

Diese Liste enthält einige Beispiele dafür, welche Ereignisse als Wertschätzung bzw. Herabsetzung im Sinne des Beziehungskontos wirken können. Lesen Sie die Beispiele gemeinsam durch und ergänzen Sie sie mit Aspekten, die Ihnen persönlich wichtig sind.

Was kann eine »Einzahlung« sein?	Was kann eine »Abhebung« sein?
Hilfe spüren	ignoriert werden
Unterstützung erhalten	Abwendung spüren
ermutigt werden	im Stich gelassen werden
Zuspruch bekommen	Vorwürfe zu hören bekommen
Aufforderungen haben Erfolg	Zweifel spüren
Ansichten werden geteilt	unterbrochen werden
Zustimmung wird geäußert	Leistungen werden herabgesetzt
Entgegenkommen spüren	hintergangen werden
vor anderen gut dastehen können	Fehler werden aufgezählt
positive Rückmeldung bekommen	ironische Reaktion
Freude und Begeisterung erfahren	bloßgestellt werden
Lob erhalten	schreien, schimpfen
Erfolg haben	kommandiert werden
Anerkennung spüren	Missachtung spüren
Zärtlichkeit bekommen	beleidigt werden
Einlenken des anderen	eisiges Schweigen
Geschenke bekommen	keine Antwort erhalten
Aufmerksamkeit spüren	Desinteresse spüren
angelächelt werden	übergangen werden
gestreichelt werden	angegriffen werden
geachtet sein	Versprechen werden nicht gehalten
Anerkennung bekommen	keine Anerkennung bekommen
Interesse wecken	Rechte werden abgesprochen
Vorschläge werden angenommen	Privilegien werden vorenthalten
Wunsch wird erfüllt	Ablehnung spüren
Vertrauen spüren	Unrecht bekommen

....

....

....

▫ Abb. 2.1   Übung 1: Beispiele für Bewegungen auf dem Beziehungskonto

◘ **Abb. 2.1**   (Fortsetzung)

2

Übung 2: Mein Beziehungskonzept – Dein Beziehungskonzept

Aus dem, was wir über das Beziehungskonzept gesagt haben, ergibt sich, dass wir kaum genug erfahren können über das bisherige Leben des anderen, seine Empfindungen, Wünsche und Hoffnungen.

Fallen Ihnen Beispiele für Ihre persönlichen Signale bzw. Liebesbeweise ein? Welche Verhaltensweisen Ihres Partners vermitteln Ihnen den Eindruck: Wir gehören zusammen? Können Sie Zusammenhänge mit wichtigen Erfahrungen aus dem Elternhaus oder früheren Beziehungen sehen? – Erzählen Sie sich davon, bzw. erinnern Sie einander daran, wenn Sie schon öfter darüber geredet haben.

Welche Gemeinsamkeiten können Sie finden und welche Unterschiede stellen Sie fest?

Vielleicht wollen Sie die gefundenen Aspekte in Stichworten festhalten.

....

....

....

....

....

....

....

....

....

....

....

....

◻ Abb. 2.2   Übung 2: Mein Beziehungskonzept – Dein Beziehungskonzept

Übung 3: Schlüsselerlebnisse in unserer Beziehung

Jedes Paar hat einen eigenen »Schatz« an ganz besonders schönen Erlebnissen. Dies können Begebenheiten sein, die geprägt waren von Heiterkeit, Nähe und Leidenschaft oder Bewältigung und Erleichterung. Versuchen Sie gemeinsam, sich an Ihre »Schlüsselerlebnisse« zu erinnern und darüber zu sprechen.

Vielleicht wollen Sie es sich auch erst in Ruhe alleine überlegen und später gemeinsam darüber reden.

◼ **Abb. 2.3**   Übung 3: Schlüsselerlebnisse in unserer Beziehung

Geben und Nehmen

© Springer-Verlag GmbH Deutschland, ein Teil von Springer Nature 2020
L. Schindler, K. Hahlweg, D. Revenstorf, *Partnerschaftsprobleme?*,
https://doi.org/10.1007/978-3-662-60336-9_3

Vor dem theoretischen Hintergrund zu Liebe und Bindung, den wir im 2. Kapitel skizziert haben, möchten wir jetzt näher beschreiben, wie sich Partner in einer Zweierbeziehung gegenseitig in ihrem Verhalten beeinflussen und in welcher Weise sich dies auf die Zufriedenheit mit der Beziehung auswirkt.

Zuneigung und Glück in der Partnerschaft

Noch einmal: Zuneigung und Glück in der Partnerschaft sind nichts Abstraktes, das nicht beeinflusst werden kann, sondern hängen vom konkreten Verhalten der einzelnen Partner in bestimmten Situationen ab.

Bei Untersuchungen, in denen Menschen befragt worden sind, durch welche Verhaltensweisen ihrer Meinung nach Liebe zum Ausdruck kommt, wurden im Wesentlichen immer wieder die folgenden fünf Aspekte genannt:

- der verbale und körperliche Ausdruck von Zuneigung,
- die Sorge um den anderen,
- die Sehnsucht nach ihm,
- das Vertrauen in ihn und
- die Toleranz ihm gegenüber.

Dies sind allesamt Faktoren, die Anerkennung und Wertschätzung beinhalten – aber auch ein ausgeprägtes Bemühen um den anderen zeigen.

3.1 Die Gesetzmäßigkeit der Reziprozität

Dem anderen Gutes tun

Zwei Menschen schließen sich in der Gewissheit zusammen, dass die Gemeinsamkeit eine Bereicherung für ihr Leben ist. Um diese Bereicherung erleben zu können, ist jeder der beiden zunächst offensichtlich ganz von selbst dazu bereit, dem anderen Gutes zu tun – also von sich aus zu geben. So wird Liebe gestaltet.

Durch das Geben des einen wird im anderen der Wunsch geweckt und wachgehalten, seinerseits zu geben. Diese Gesetzmäßigkeit nennt man „Reziprozität“.

Den Zusammenhang zwischen Wertschätzung und Zusammengehörigkeitsgefühl können wir am besten verdeutlichen, wenn wir nochmals das Paar aus dem zweiten Kapitel betrachten (Tim und Tina), das sich gerade kennen gelernt hat und sehr verliebt ist. Wir haben bereits beschrieben, worin das Verhalten der beiden vorwiegend besteht.

Dadurch, dass sie aufeinander eingehen und versuchen, sich gemeinsam schöne Erlebnisse zu schaffen, sie sich gegenseitig zeigen, was sie am anderen schätzen und sich jeweils um den anderen bemühen, tauschen sie wechselseitig eine Fülle an positiver Zuwendung aus. Die gegenseitige Attraktivität und das Ausmaß an Verliebtheit ist das Ergebnis dieses Verhaltens.

Sie verhalten sich so, weil sie verliebt sind, und sie erhalten sich die Liebe, weil sie sich so verhalten.

Die Zufriedenheit mit der Partnerschaft hängt davon ab, dass jeder Partner in der Beziehung für sich genügend Geborgenheit und Wertschätzung erlebt. Diese Bilanz ergibt sich aus der Summe der Erfahrungen im Zusammenleben und zeigt sich im konkreten Verhalten: Lobt mich mein Partner, ist er zärtlich zu mir, unterstützt er mich, geht er auf meine Vorschläge ein, etc.

Geborgenheit und Wertschätzung

❱❱ Wir können folgende Gesetzmäßigkeit festhalten: Ich fühle mich umso mehr zu meinem Partner hingezogen und werde ihn umso mehr verwöhnen, je mehr Verwöhnung ich durch ihn erfahre. Diesen Umstand nennen wir die Wechselseitigkeit des Verhaltens oder auch „Reziprozität".

3.2 Ursachen für eine Verschlechterung der Beziehung

Es stellt sich nun die Frage, warum sich eine Partnerschaft oft in kurzer Zeit so grundlegend verändern kann, obwohl sie glücklich begonnen hat.

Zwei Menschen entschließen sich, zusammenzuleben und eine feste Bindung einzugehen in dem Glauben, dass dies für ihr Leben eine Bereicherung sein wird. Aber das Zusammenleben schafft, wie man weiß, nicht nur neue Quellen von Lebensfreude, sondern bringt auch zwangsläufig unangenehme Situationen mit sich.

In ständiger Nähe können Konflikte auftreten, die vorher nicht existierten. Zwei Partner, die ihr gesamtes Leben miteinander teilen, stellen plötzlich fest, dass sie viel weniger Zeit für sich haben, als sie vorher angenommen hatten; man wird auf einmal mit Eigenarten des anderen konfrontiert, die einen verblüffen oder gar entsetzen. Im Alltag tauchen Probleme auf, die vorher aus der Beziehung ausgeklammert waren.

Probleme tauchen auf

Solche Konflikte beschränken sich nicht nur auf den Beginn einer Beziehung. Durch wechselnde Arbeitsbedingungen, neue Freunde, den Wunsch eines Partners nach mehr Unabhängigkeit oder durch die Geburt eines Kindes treten im Laufe der Zeit immer wieder einschneidende Veränderungen und damit neue Konflikte auf. Partnerschaft ist kein statischer Zustand, sondern unterliegt ständiger Veränderung.

❱❱ Konflikt bedeutet, dass unterschiedliche Gewohnheiten, Bedürfnisse oder Ziele aufeinandertreffen.

Solche Ereignisse fordern von beiden Partnern ständige Anpassung und ein *konstruktives* gemeinsames Problemlöseverhalten, was

Ungeduld

3

umso schwerer fällt, je zahlreicher und tiefgreifender die Konflikte sind – es stellt sich Ungeduld ein. Dies ist eine der Ursachen, durch die sich eine Beziehung verschlechtern kann.

Es müssen jedoch nicht ausschließlich einschneidende Ereignisse sein, die eine Beziehung beeinträchtigen können. In einem schleichenden Prozess gewöhnt man sich an das Gute und stört sich an den Unannehmlichkeiten. Wenn zwei Menschen eng zusammenleben, ist relativ schnell der Punkt erreicht, an dem der eine Partner bestimmte Änderungen beim anderen durchsetzen möchte. Es sind oft alltägliche Anlässe oder Eigenarten, die einen ärgern, und die man verändern möchte.

Wir wollen an einem ganz einfachen Beispiel veranschaulichen, wie sich aus solchen Anlässen Krisen entwickeln können.

Beispiel

Denken wir wieder an Tim und Tina, das Paar, das wir im zweiten Kapitel vorgestellt haben. Nehmen wir an, die beiden sind zusammengezogen und haben geheiratet. Im Gegensatz zu früher verbringen sie nicht nur ihre freien Abende miteinander, sondern müssen inzwischen gemeinsam einen Haushalt organisieren und sind mit den Eigenarten des anderen täglich konfrontiert.

Jetzt erleben beide einander in ganz neuen Situationen des Alltags und müssen die Stimmungsschwankungen des anderen begreifen lernen; sie entdecken „neue Fehler" am anderen.

So nimmt Tina beispielsweise den Haushalt nicht sehr ernst, während Tim von seinem Elternhaus her gewohnt ist, dass alles seine Ordnung hat. Allerdings hat er selbst zu Hause kaum Hausarbeit machen müssen und überlässt die Arbeit deswegen ganz seiner Frau.

Tina merkt sehr bald, dass alles an ihr hängen bleibt. Sie sieht nicht ein, warum sie die Arbeit für beide machen soll, zumal sie ja auch berufstätig ist. Also möchte sie Tim gerne zur Arbeitsteilung bewegen.

Eines Abends bringt Tina das Gespräch auf dieses Thema. Beide unterhalten sich ausführlich über die Belastungen und darüber, wie man die Arbeit aufteilen könnte. Tim zeigt sich dabei sehr offen und verständnisvoll und willigt in gemeinsame Abmachungen ein. Der Konflikt scheint gelöst.

Tina bemerkt jedoch in den folgenden Wochen zunehmend häufiger, dass ihr Mann die Abmachungen vergisst und seinen Teil der Arbeit liegen lässt. Sie muss ihn immer öfter erinnern oder die Arbeit doch selbst machen.

Tina muss feststellen, dass die ganze Aussprache nichts genutzt hat. Sie ist unzufrieden mit der Situation und entsprechend sauer auf ihren Mann. Sie hat verständlicherweise noch immer den dringenden Wunsch, das Verhalten ihres Mannes zu verändern. Welche Möglichkeit bleibt ihr?

Als ein weiteres Mittel, eine Veränderung durchzusetzen, steht Tina die „Bestrafung" zur Verfügung. Eine Methode, die jeder von uns in seiner eigenen Erziehung kennengelernt hat.

Bestrafung heißt, dass auf unerwünschtes Verhalten des anderen negative Konsequenzen folgen. Negative Konsequenzen beinhalten unangenehme oder schmerzliche Ereignisse, gegen die der Bestrafte eine Aversion, also eine starke Abneigung, hat. Daher nennt man diese Ereignisse auch aversiv. Wenn solche aversiven Ereignisse auf ein Verhalten folgen, sagen wir, das Verhalten wird bestraft. Bestrafung funktioniert deshalb, weil der andere künftig lieber sein Verhalten unterdrückt, als die aversiven Reize in Kauf zu nehmen.

Unerwünschtes Verhalten

Für unser Beispiel heißt das: Jedes Mal, wenn ihr Mann Zeitung liest anstatt Staub zu saugen, wird Tina sticheln, schimpfen oder Tim den ganzen Abend ignorieren. Ihr Verhalten ist bestrafend bzw. aversiv.

Tim wird das Verhalten seiner Frau sicher sehr auf die Nerven gehen, er ist verärgert und beleidigt. Um die Nörgelei zu beenden, wird er versuchen, ab und zu sein Versprechen zu erfüllen und seinen Teil der Hausarbeit zu machen. Er weiß, dass seine Frau ihn wieder in Ruhe lässt, wenn er nachgibt und die Abmachung erfüllt.

Anders ausgedrückt heißt das: Tim hat gelernt, die unangenehme Situation zu beenden oder zu vermeiden, indem er gelegentlich nachgibt. Sein Verhalten wird dabei jedoch von den aversiven Reizen seiner Frau bestimmt.

Tina ihrerseits hat gelernt, dass sie mit diesen Mitteln eine Veränderung bei ihrem Mann erreichen kann. Ihr Verhalten ist (durch sein Einlenken) bekräftigt worden. Sie hat mit aversiven Maßnahmen Erfolg gehabt. Damit wächst die Versuchung, beim nächsten Änderungsversuch genauso zu handeln.

Bestrafung ist bekanntlich mit unangenehmen Gefühlen verbunden, weshalb sich Tim in unserem Beispiel immer häufiger herausgefordert fühlen wird. Er wird aggressiv reagieren und seinerseits versuchen, durch aversive Reize das Schimpfen und Nörgeln seiner Frau zu unterdrücken. Das heißt, wenn Tina anfängt zu nörgeln, beginnt Tim zu schreien, um seine Frau zum Schweigen zu bringen.

Aversive Reize

Sein Schreien ist nichts anderes als gleichfalls Bestrafung. Tim spürt Bestrafung und reagiert seinerseits mit Bestrafung.

❯ Der Versuch, den Partner mit aversiven Mitteln zu verändern, hat meist nur kurzfristigen Erfolg. Auf längere Sicht gesehen ruft solches Verhalten beim anderen Gegenmaßnahmen hervor.

Tim geht nun auch dazu über aversive Reize einzusetzen, um Veränderungen bei seiner Frau zu erreichen. Ihn stört ihre

3

Nachlässigkeit und jedes Mal, wenn er über ihre Schuhe stolpert oder die Schlüssel nicht finden kann, fängt er an, über ihre Unordnung zu schimpfen.

Tina ist unzufrieden, dass Tim abends immer öfter im Büro bleiben muss und wirft ihm vor, er würde sie vernachlässigen. Er erwidert ihr dann, dass sie eben für seine Probleme kein Verständnis habe.

Diese Entwicklung zeigt beispielhaft, wie sich die Verhaltensmuster beider Partner allmählich verändern. Beide reagieren immer häufiger mit aversiven Maßnahmen in Situationen, in denen sie unzufrieden sind. Jeder versucht, den anderen durch bestrafendes Verhalten zum Einlenken zu bringen. Beide schaukeln sich gegenseitig hoch.

Aversive Reaktionen

Kommt ein Konfliktthema zur Sprache, so rechnet jetzt jeder Partner schon mit aversiven Reaktionen des anderen und richtet sein eigenes Verhalten von vornherein darauf aus.

Tina, die unzufrieden ist, weil Tim so viel arbeitet, beginnt nicht mit den Worten: *„Tim, ich fühle mich in letzter Zeit ziemlich einsam"*, sondern mit einem Vorwurf, um sich „abzusichern". Ein solcher Vorwurf wirkt auf den anderen aversiv, und so reagiert Tim ebenfalls mit Bestrafung.

SIE	ER
„Du kümmerst Dich ja kaum noch um mich."	„Kümmerst Du Dich vielleicht um mich? Du hast doch keine Ahnung von meinen Sorgen."
„Du erzählst mir ja auch nie was."	„Weil ich deine Kommentare ja schon zur Genüge kenne." usw

3.3 Der Zwangsprozess und seine Folgen

Teufelskreis

Wenn ein solcher Teufelskreis von gegenseitigen Strafaktionen ein bestimmtes Ausmaß erreicht hat, besteht die Gefahr, dass sich beide Partner gegenseitig in der Häufigkeit und in der Intensität von aversiven Maßnahmen steigern. Um nämlich auf diese Weise eine Verhaltensänderung herbeizuführen, müssen immer stärkere aversive Reize eingesetzt werden.

Die Häufigkeit, mit der Druckmittel eingesetzt werden, wird deswegen zunehmen, weil durch gegenseitige Bestrafung Konflikte kaum mehr befriedigend gelöst werden. Vielmehr wird lediglich das Verhalten eines Partners kurzfristig unterdrückt oder erzwungen. Es kommt keine zufriedenstellende Änderung zustande und die Konflikte werden immer wieder aufbrechen und immer wieder zu solchen Auseinandersetzungen führen.

In der Intensität der aversiven Mittel werden sich beide gegenseitig steigern, weil bei Auseinandersetzungen dieser Art jeder versucht, den anderen zum Einlenken zu zwingen. Es kommt zu „Machtkämpfen", bei denen beide Partner immer stärkere Maßnahmen ergreifen, also „noch eins drauf setzen", um zu gewinnen. Das führt dazu, dass beide Partner sich gegenseitig Zuwendung entziehen, sticheln, sich anschreien, Gegenstände werfen oder es im Extremfall zu körperlichen Übergriffen kommt.

Diese Entwicklung nennen wir den „Zwangsprozess". In diesem Prozess wird der Austausch von positiven Verstärkern (z. B. Signale der Wertschätzung, Liebesbeweise) immer geringer und der Versuch, den Partner mit aversiven Maßnahmen zu kontrollieren, immer häufiger. Änderungen sollen somit erzwungen werden. Die Partnerschaft lebt dann nicht mehr von gegenseitiger Bestätigung, sondern davon, dass jeder versucht, Bestrafung durch den anderen zu vermeiden.

Die Folge dieser Entwicklung ist, dass der Partner in „einem neuen Licht" gesehen wird: Man meint plötzlich seine wahren negativen Eigenschaften entdeckt zu haben. So jemanden verwöhnt man dann nicht mehr und sorgt sich auch nicht um ihn. Bei Konflikten und Entscheidungen muss man sich vorsehen und sich für die Durchsetzung der eigenen Interessen wappnen.

Die Atmosphäre in der Beziehung ist gespannt bis feindselig geworden, Nähe und Geborgenheit sind verloren gegangen. Entsprechend wird auch das Bedürfnis nach körperlicher Nähe schwinden. Gerät die Beziehung in eine längere Krise, wird bei den meisten Paaren die Sexualität darunter leiden und früher oder später brach liegen. Ist es dem Paar gelungen, die Beziehung neu zu gestalten, stellt sich die körperliche Nähe meist auch erst als Letztes wieder ein.

Feindselige Atmosphäre

Ziehen wir einen Vergleich mit dem Verhalten des verliebten Paares zu Beginn ihrer Beziehung. Damals haben beide Partner vorwiegend jenes Verhalten beachtet und bekräftigt, das ihnen gefallen hat und das sie sich gewünscht haben.

Im Verlauf des Zwangsprozesses wird dagegen vorwiegend Verhalten beachtet, das unerwünscht ist, und mit Bestrafung quittiert. Das erwünschte Verhalten wird von den Partnern jetzt als selbstverständlich hingenommen und kaum mehr registriert.

Wir haben bei unserem Beispielpaar ganz bewusst schlichte alltägliche Inhalte gewählt, um den Mechanismus des Zwangsprozesses zu verdeutlichen. Alle möglichen Anlässe können zum Stein des Anstoßes werden. Der Prozess droht sich immer dann subtil einzuschleichen, wenn der andere nicht die Position einnimmt, die man von ihm erwartet. Dies kann persönliche Gewohnheiten, berufliche Entscheidungen, einseitigen Kinderwunsch, unterschiedliche Erziehungsstile u.v.a.m. betreffen.

3

❯ Der Zwangsprozess ist ein Teufelskreis von gegenseitiger
Bestrafung. Der Einsatz von aversiven Reizen wird immer
stärker und die Zeichen der Anerkennung werden immer
seltener.

Zwangsprozess

Ist der Zwangsprozess in Gang gekommen, werden die positiven
Beiträge des anderen, die durchaus noch existieren, kaum mehr
beachtet, da die aversiven Reize überhand nehmen. Anders ausgedrückt: Wenn der andere etwas macht, das mich freut, so ist
dies selbstverständlich. Ich reagiere nur, wenn er etwas macht,
das mir missfällt.

Als Folge davon werden die unangenehmen Gefühle gegenüber dem Partner und der Beziehung wachsen, Unzufriedenheit und Misstrauen stellen sich ein. Die negativen Aspekte der
Beziehung treten in den Vordergrund und die Partner haben den
Eindruck, dass es kaum noch positive Seiten an ihrer Partnerschaft gibt.

Ist der Zwangsprozess weiter fortgeschritten, dann hat das
Zusammensein mit dem Partner nicht mehr die Belohnungs-
qualität, die es zu Beginn der Beziehung hatte. Damit ist gemeint,
dass die „Bilanz" für den einzelnen nicht mehr positiv ausfällt:
Die frühere Anziehung ist verdrängt durch Verärgerung, die frühere Zärtlichkeit durch Rückzug.

Die Art und Weise, wie beide miteinander umgehen, wird
immer negativer. Jeder hat das Gefühl, der andere verstehe ihn
nicht, man habe einander nichts mehr zu sagen und lebe nebeneinander her.

Die Bestätigung, die einem in der Beziehung zunehmend
fehlt, wird man sich möglicherweise außerhalb der Partnerschaft
suchen. So geht man vielleicht häufiger in die Kneipe, arbeitet
länger im Büro, ist mehr mit eigenen Freunden zusammen oder
geht eine Affäre ein.

❯ Der Zusammenhang zwischen Verhalten und Gefühlen
im Verlauf eines solchen Zwangsprozesses lässt sich
folgendermaßen zusammenfassen: Ein Partner erlebt
Gefühle von Enttäuschung und Resignation. Diese
Gefühle werden sein Verhalten bestimmen, er reagiert
aversiv, z. B. mit Ironie, Nörgelei oder Schweigen. Sein
aversives Verhalten ruft jedoch Gefühle wie Wut und
Ärger beim anderen Partner hervor, die wiederum dessen
Verhalten bestimmen. Der Kreis schließt sich, es kommt
zu Machtkämpfen und Eskalationen. Häufen sich solche
Situationen, wird die Unzufriedenheit mit der Partnerschaft
wachsen.

Wir haben versucht, zu veranschaulichen, wie sich eine Beziehung
negativ entwickeln kann. Der aufgezeigte Prozess kann nur Bei-
spielcharakter haben. Es ging uns darum, die entsprechenden

Gesetzmäßigkeiten zu verdeutlichen. Die Inhalte und die Ausprägung können natürlich bei jedem Paar verschieden sein.

Wenn wir uns auf das Modell des Beziehungskontos besinnen, so müssen wir feststellen, dass beide Partner „Bankraub" betreiben. Keiner zahlt mehr regelmäßig ein, sondern hebt ständig gnadenlos ab – und das, obwohl das Konto schon hoch im Minus steht.

3.4 Die Unterbrechung des Zwangsprozesses

Der erste Schritt aus der Krise muss also darin bestehen, dass beide Partner wieder regelmäßig auf ihr Beziehungskonto einzahlen. Allerdings scheint das den Betroffenen angesichts der angespannten Atmosphäre kaum mehr möglich.

Auf das Beziehungskonto einzahlen

Jedoch auch in einer Phase, in der Liebe und Leidenschaft abhanden gekommen zu sein scheinen, stellt die Bindung aneinander das Fundament dar, auf dem diese Gefühle wieder aufgebaut werden können. Die Verbundenheit bleibt aufgrund all dessen erhalten, was gemeinsam erlebt wurde. Sie wird durch eine Menge an guten und wertvollen Erinnerungen wachgehalten. Auch jene Seiten an der Person des anderen, die zu Beginn der Beziehung so fasziniert haben, sind jetzt immer noch vorhanden.

Es geht also darum, erst einmal die eigene Wahrnehmung für die guten Seiten des anderen wieder zu sensibilisieren. Die Bereitschaft, wieder in Vorleistung zu gehen, wächst, wenn man sich an die positiven Seiten des Partners und der Beziehung erinnert. Da gibt es aktuell wie in der Vergangenheit eine ganze Menge – dies ist das Hoffnungspotenzial der Beziehung: Man muss den anderen nicht erst verlieren, um festzustellen, was man an ihm hatte.

Die guten Seiten des Anderen

Der erste Schritt besteht also darin, beabsichtigte Einzahlungen des anderen zu erkennen. Nur das, was registriert wird, schlägt zu Buche. Dazu finden Sie eine konkrete Anleitung am Ende dieses Kapitels („*Den anderen dabei erwischen, wie er mir etwas Gutes tut*").

Gelingt es, sich der guten Seiten erneut bewusst zu werden, werden das Vertrauen und die Bereitschaft wachsen, wieder selbst in Vorleistung zu gehen.

Aus der Schilderung des Zwangsprozesses können Sie entnehmen, dass es letztlich nicht einen „Schuldigen" für die Verschlechterung geben kann. Sowohl für den augenblicklichen Zustand der Beziehung als auch für eine Veränderung sind beide Partner gleichermaßen verantwortlich. Jeder von Ihnen muss zu eigenen Veränderungen bereit sein, wenn sich Ihre Beziehung verbessern soll.

3

Nachdem wir in diesem Kapitel ausführlich beschrieben haben, welche Verhaltensmuster „gefährlich" sind, weil sie sich negativ auf die Beziehung auswirken, stellt sich jetzt die Frage, wie man es anders machen kann? Welche Möglichkeiten gibt es, einem solchen Zwangsprozess entgegenzuwirken? Was ist die Alternative?

In den nächsten Kapiteln werden wir Ihnen schrittweise Grundhaltungen und Verhaltensweisen vorstellen, die eine solche Alternative beinhalten. Die entsprechenden Maßnahmen können dabei helfen, neue Erfahrungen zu machen. Es sind kleine Schritte, mit denen man Großes erreichen kann.

Wir bieten Ihnen eine konkrete Anleitung dafür, wie Sie den Umgang miteinander freudvoller gestalten können und wie die Zufriedenheit mit der Beziehung wachsen kann.

Fazit

- Partnerschaft unterliegt ständiger Veränderung, sei es durch die persönliche Entwicklung der einzelnen Partner oder durch äußere Einflüsse.
- Der Versuch, den Partner mit aversiven Mitteln zu verändern, hat meist nur kurzfristigen Erfolg. Mittelfristig ruft solches Verhalten beim anderen Gegenmaßnahmen hervor.
- Der Zwangsprozess ist ein Teufelskreis von gegenseitiger Bestrafung. Der Einsatz von aversiven Mitteln wird immer stärker, die Zeichen der Anerkennung werden immer seltener.
- Ich fühle mich umso mehr zu meinem Partner hingezogen und werde ihn umso mehr verwöhnen, je mehr Verwöhnung ich durch ihn erfahre. Diese Gesetzmäßigkeit nennen wir Wechselseitigkeit des Verhaltens oder auch Reziprozität.
- Der erste Schritt beim Aufbau von Reziprozität besteht darin, beabsichtigte Einzahlungen des anderen wieder zu erkennen, d. h. sein Auge für die guten Seiten des Partners zu schärfen.

Online-Tipp
▶ https://lovegraffiti.de
Webbasierte Hilfe, um den eigenen Blick gezielt auf die positiven Seiten des Partners zu lenken.

Buch-Tipp
Lerner, H. (2014) Beziehungsregeln. Die ultimativen Tipps für alle, die Partnerschaftskrisen satt haben. Goldmann, München.

3.5 Übungsteil

Hier finden Sie Fragen und Übungen, die zum Nachdenken und Ausprobieren anregen sollen:

- Übung 1: Womit kann man mich verwöhnen? ◼ Abb. 3.1
- Übung 2: „Den anderen dabei erwischen, wie er mir etwas Gutes tut." ◼ Abb. 3.2
- Übungsblatt: „Den anderen dabei erwischen, wie er mir etwas Gutes tut." ◼ Abb. 3.3und 3.4

3

Übung 1: Womit kann man mich verwöhnen?

Positive Aspekte in der Beziehung sind Belohnung oder Bestätigung durch den Partner, die in mir Wohlfühlen und Zufriedenheit auslösen. Es sind dies Verhaltensweisen, die im weitesten Sinn ein »Verwöhnen« darstellen. Verwöhnen deshalb, weil es sich nicht um Selbstverständlichkeiten handelt, sondern um Privilegien, die Ihnen Ihr Partner Ihnen zuliebe zukommen lässt.

Wir haben auf dieser Seite eine Reihe solcher Verhaltensweisen aufgeführt, um Beispiele dafür zu geben, was Verwöhnung alles sein kann. Gehen Sie gemeinsam diese Beispiele durch und sprechen Sie darüber. Versuchen Sie, die Liste durch für Sie persönlich wichtige »Verwöhnungen« zu ergänzen und halten Sie diese am besten schriftlich fest!

Beispiele für Verwöhnung
Mein Partner:

- bittet mich um Rat
- ruft mich an, um mir etwas Nettes zu sagen
- übernimmt lästige Erledigungen
- begrüßt mich, wenn ich abends heimkomme
- macht Reparaturen im Haus
- nimmt mich in den Arm
- erledigt eine Arbeit im Haushalt
- drückt seine Bewunderung aus
- bereitet ein besonders gutes Essen
- kümmert sich um die Kinder
- schmiedet Pläne mit mir
- macht sich schön für mich
- fragt mich nach meiner Meinung
- beachtet mein Aussehen
- ist nett zu meinen Freunden
- erzählt mir, was er heute erlebt hat
- macht mir Frühstück

- bittet mich höflich um etwas
- macht Einkäufe für mich
- macht mir Komplimente
- plant einen Ausflug
- sagt, was er an mir schätzt
- lädt Freunde ein
- sieht über einen Fehler von mir hinweg
- lädt mich zum Essen ein
- unterhält sich mit mir
- besucht mit mir Verwandte
- spielt mit mir
- ist zärtlich zu mir
- zeigt Zusammengehörigkeit vor anderen
- verführt mich
- sagt/zeigt mir, dass er mich mag
- macht mir ein Geschenk
- organisiert Unternehmungen

....

....

....

◻ **Abb. 3.1**   Übung 1: Womit kann man mich verwöhnen?

....

....

....

....

....

....

....

....

....

....

....

....

....

....

....

....

....

....

□ Abb. 3.1 (Fortsetzung)

3

Übung 2: »Den anderen dabei erwischen, wie er mir etwas Gutes tut«

Wie jeder andere, so laufen auch Sie Gefahr, dass die Dinge, die Sie an Ihrem Partner schätzen oder die Ihr Partner Ihnen zuliebe tut, mit der Zeit selbstverständlich werden.

Durch die folgende Übung wollen wir erreichen, dass Sie sensibler gegenüber solchen »Selbstverständlichkeiten« werden und Ihnen u.U. ein kleines »Aha-Erlebnis« ermöglichen. Vielleicht stellen Sie fest, dass Ihr Partner eine ganze Menge von Dingen macht, über die Sie sich freuen.

Vereinbaren Sie für jeden von Ihnen einen Tag oder Abend, an dem Sie Ihren Partner intensiv beobachten. Registrieren Sie dabei alle Verhaltensweisen des anderen, die Ihnen gut tun, gefallen, was Sie schön, nett oder angenehm finden. Dabei kommt es nicht auf das Außergewöhnliche an, vielmehr sind die kleinen Gesten, Verhaltensweisen oder Eigenarten gemeint, die im Alltag so leicht selbstverständlich werden. Halten Sie nur das Positive fest, ohne Einschränkungen.

Da der andere weiß, welchen Abend Sie sich vornehmen, kann er sich evtl. besondere Mühe geben. Das ist zwar nicht der Sinn der Übung, aber – wenn es eintreten sollte – eine angenehme Nebenerscheinung.

Notieren Sie alles was Sie bemerken auf den nachfolgenden Blättern, um nichts zu vergessen.

◘ **Abb. 3.2**   Übung 2: „Den anderen dabei erwischen, wie er mir etwas Gutes tut"

Übungsblatt: »Den anderen dabei erwischen, wie er mir etwas Gutes tut«

Name: Datum:

....

Ich habe mir folgenden Tag/Abend ausgesucht:

....

Ich habe mich gefreut über:

....

....

....

....

....

....

....

....

....

....

....

....

....

....

■ **Abb. 3.3**   Übungsblatt: „Den anderen dabei erwischen, wie er mir etwas Gutes tut"

3

Übungsblatt: »Den anderen dabei erwischen, wie er mir etwas Gutes tut«

Name: Datum:

....

Ich habe mir folgenden Tag/Abend ausgesucht:

....

Ich habe mich gefreut über:

....

....

....

....

....

....

....

....

....

....

....

....

....

■ **Abb. 3.4**   Übungsblatt: „Den anderen dabei erwischen, wie er mir etwas Gutes tut"

Kommunikation I: Wie sage ich es?

© Springer-Verlag GmbH Deutschland, ein Teil von Springer Nature 2020
L. Schindler, K. Hahlweg, D. Revenstorf, *Partnerschaftsprobleme?*,
https://doi.org/10.1007/978-3-662-60336-9_4

4

Wer kennt es nicht: Nach einem zermürbenden Streit versucht man krampfhaft herauszufinden, um was es eigentlich ging und warum alles gerade so grandios schiefgelaufen ist. Der Stein des Anstoßes war meist eine Kleinigkeit und die will einem beim besten Willen nicht mehr einfallen.

Streit

Mit komplizierten Erklärungen versucht man sich dann aus der Affäre zu ziehen und die Schuld ist schnell beim anderen gefunden: *„Sie ist eben wie ihre Mutter"*, *„Er frisst eben immer alles in sich rein"*. – Das sind schlechte Erklärungen.

Viel hilfreicher ist es, genau unter die Lupe zu nehmen, wie man selbst versucht hat, dem anderen das eigene Anliegen nahezubringen. Wir kommen nicht umhin, uns einzugestehen, dass es nun mal konstruktive und destruktive Formen der Gesprächsführung gibt.

4.1 Unterschiedliche Formen der Gesprächsführung

Erregung zerstört Gespräche. Wenn wir uns maßlos ärgern oder enttäuscht sind, kommen wir in Versuchung, in den „Kampfstil" zu verfallen. Oft ist man sich dabei seiner verletzenden Form gar nicht bewusst, v. a. dann, wenn man aus lauter Verzweiflung dem anderen die Dringlichkeit des eigenen Anliegens klarmachen will.

Aber durch eine vehemente und verletzende Form der Mitteilung kommt der Inhalt Ihrer Botschaft beim Partner völlig falsch an. Er kann den Inhalt gar nicht mehr hören, denn er ist vollständig mit der Form beschäftigt – und die bringt ihn zur Gegenwehr.

❯ **Ein grober Auftakt garantiert ein böses Ende.**

Wahren Sie die Form!

Niemand kann Sie aus der Pflicht entlassen: Sie müssen die Form wahren! Auch bei schwierigen Auseinandersetzungen. Es bleibt ein Ringen mit sich selbst – jedes Mal wieder.

Bei diesem „Ringen" helfen uns die eigenen Gedanken. Jeder Tat (und jeder Äußerung) geht letztlich ein Gedanke voraus. Unsere Gedankengänge bestimmen also unsere Handlungsabsichten.

Gedanken sind zum Glück nicht irgendeine eigenständige Wesenheit, sondern wir können sie steuern – sonst könnten wir z. B. nicht logisch denken. Wenn wir nachdenken, führen wir einen inneren Dialog mit uns selbst; dabei erwägen wir bestimmte Aspekte, andere verwerfen wir.

So steuern wir auch gedanklich unser Verhalten gegenüber anderen Personen. Gehe ich Gedanken nach wie z. B. *„Jetzt reicht es aber wirklich"*, *„Wen glaubt er denn, vor sich zu haben"*, *„Jetzt* *will sie es wohl endgültig wissen"* etc., dann steigere ich mich gedanklich in Rage – und verfalle äußerlich in Kampfmanier.

Steuere ich meine Gedanken hingegen in die Richtung: „Dies ist jetzt eine gute Gelegenheit, um Dinge zu klären. Ich passe jetzt nur auf mein Verhalten auf. Egal was der andere macht: ich werde nicht aus der Rolle fallen", so steigt die Wahrscheinlichkeit für ein gelungenes, konstruktives Gespräch – auch in einer schwierigen Situation.

Gedanken steuern

Dabei sind es im Grunde nur einige wenige Verhaltensmerkmale, die es zu beachten gilt und auf die man sich entsprechend einstimmen muss. Wir wollen im Folgenden Stück für Stück diese Merkmale von destruktiven und konstruktiven Kommunikationsmustern zusammentragen.

Im letzten Kapitel haben wir beschrieben, wie der Versuch, den anderen im täglichen Umgang durch aversive Mittel zu einer Veränderung zu bewegen, den Zwangsprozess auslöst. Denn der Partner, der Bestrafung spürt, neigt dazu, seinerseits mit Bestrafung zu reagieren.

Dies gilt genauso für die Aussprache bei Konflikten. Gespräche, die in Machtkämpfen enden, erbringen keine befriedigende Lösung, vielmehr fühlen sich beide missverstanden, sind verletzt und resignieren.

Machtkämpfe vermeiden

Haben sich solche negativen Erfahrungen gehäuft, so werden beide Partner versuchen, sich beim nächsten Gespräch von vornherein abzusichern.

Bei solchen Streitabläufen versucht jeder, so wenig wie möglich von sich preiszugeben um sich nicht verletzbar zu machen. Wir wollen näher betrachten, warum eine solche Art der Kommunikation unbefriedigend und destruktiv ist und in der Regel in Eskalationen endet.

Jeder wünscht sich von seinem Partner, dass dieser sich in die eigene Lage hineinversetzt und die Bedürfnisse von einem selbst nachempfindet. Die eigenen Gefühle, Erwartungen und Überlegungen entziehen sich jedoch der Beobachtung des Partners. Er hat keinen unmittelbaren Zugang zu Ihnen, sie sind also für ihn nicht direkt und eindeutig wahrnehmbar.

Der andere ist deshalb auf meine Mitteilung angewiesen, wenn er einen Einblick bekommen will, was in mir vorgeht.

Es ist ein weitverbreiteter Irrtum, dass glückliche Paare sich Wünsche und Gedanken von den Augen ablesen. Glückliche Paare zeichnen sich vielmehr dadurch aus, dass sie sich möglichst oft von ihren Empfindungen erzählen.

> ❯ **Voraussetzung für ein gutes Verständnis ist also, dass beide Partner bereit sind, offen über sich selbst zu sprechen und versuchen, dem anderen ihre Empfindungen und Überlegungen möglichst eindeutig mitzuteilen. Eindeutig heißt dabei, dass der andere so wenig wie möglich**

4

interpretieren oder erraten muss bei dem, was ich sage. Die Form, in der ich etwas ausdrücke, bestimmt, ob der andere den Inhalt erfassen kann, den ich ihm vermitteln möchte (Inhaltsaspekt).

Beide Partner beeinflussen sich gegenseitig in ihren Beiträgen. Im Laufe einer Unterhaltung liefern sie sich wechselseitig Auslöser und Konsequenzen in ihrem Verhalten. Auf diese Weise steuern sich beide gegenseitig während des gesamten Gesprächs.

Äußere ich einen Vorwurf, so wird der andere sich rechtfertigen oder seinerseits mit einem Vorwurf reagieren. Spreche ich dagegen nur von mir und dem, was in mir vorgeht, so ermögliche ich dem anderen, positiv darauf einzugehen.

❯ Die Art und Weise, wie ich etwas äußere, bestimmt die Antwort meines Partners. Es hängt also ganz wesentlich von meinem Verhalten ab, ob der andere positiv darauf eingehen kann oder ob er negativ mit Desinteresse oder Verteidigung reagieren wird. *Die Form der Mitteilung hat eine Steuerfunktion. Sie hat Einfluss darauf, wie der Partner auf die Äußerung reagieren wird (Steuerungsaspekt).*

Offene Gesprächsführung

Wir wollen im Folgenden negativen Streitabläufen eine offene Gesprächsführung gegenüberstellen und die Merkmale aufzeigen, die für befriedigende Gespräche unverzichtbar sind.

Dabei gehen wir von den folgenden zwei Bausteinen aus:

Bausteine der Kommunikation zwischen zwei Personen
1. die Form, in der sich der eine Partner mitteilt, und
2. die Art, in der der andere Partner auf die Mitteilung eingeht.

4.2 Merkmale gelungener Kommunikation

Wir beschränken uns in diesem Kapitel zunächst auf den ersten Baustein: Die Form, wie ich mich dem anderen am besten mitteilen kann. Zur Veranschaulichung dient der folgende Dialog. Er stellt ein Streitgespräch in einer Form dar, in der es nicht ablaufen sollte. Wir wollen an diesem Beispiel die Fehler aufzeigen und diesen die Merkmale von direkten und offenen Äußerungen gegenüberstellen.

Beispiel

Die Ehefrau war am Abend vorher mit ihren Freundinnen zusammen. Es wurde später als vorgesehen. Ihr Mann war allein zu Hause und fühlte sich von ihr vernachlässigt. Er spricht die

Situation am nächsten Tag an. Lesen Sie den Dialog am besten mit verteilten Rollen:

ER	SIE
„Sag mal, findest Du es eigentlich in Ordnung, dass Du jeden zweiten Abend mit Deinen Freundinnen herumhängst?"	„Was heißt denn hier jeden zweiten Abend? Und überhaupt fängst Du schon wieder an, herumzunörgeln und die Stimmung zu vermiesen!"
„Auf andere Art ist mit Dir ja nicht mehr zu reden. Du scheinst es ja so zu wollen."	„Das ist mir doch zu blöd! Such Dir doch jemand anderen zum Streiten."
„Das ist ja großartig! Du hast doch unsere Ehe zu dem gemacht, was sie heute ist. Wir waren kaum verheiratet, da musstest Du schon für vier Wochen heim zu Mutter."	„Also nein! Du weißt doch genau, dass sie damals krank war."
„Jedenfalls konnte man schon damals sehen, was Dir wichtiger ist – ‚Gemeinsamkeit', dass ich nicht lache!"	

Dieses Gespräch ist offensichtlich von Anfang an dumm gelaufen. Der Ehemann eröffnet es mit einem ziemlich groben Auftakt und dürfte sich eigentlich über den Gegenangriff nicht wundern.

Halten wir deshalb als erstes Merkmal fest: Bei einer konstruktiven Äußerung muss der Sprecher von sich selbst reden. Er muss klar machen, dass es sich um seine eigenen Gedanken und Gefühle handelt. Nur so wird deutlich, dass es ihm um sein persönliches Anliegen geht, und es wird ein sanfter Auftakt. Damit steigt die Wahrscheinlichkeit erheblich, dass der Partner positiv darauf eingehen kann.

Konstruktive Äußerungen

Beispiele dafür sind:
- „Ich möchte mit Dir über den gestrigen Abend reden."
- „Gestern Abend kam ich mir ziemlich verlassen vor."
- „Ich bin sehr unzufrieden damit, wie wir unsere freie Zeit verbringen."

Wenn Sie sich den Dialog oben noch einmal kurz vergegenwärtigen, so sehen Sie, dass in nahezu allen Äußerungen beide Partner mit „Du" beginnen oder von „Dir" sprechen. Dieser Fehler zieht sich durch das gesamte Gespräch.

Äußerungen mit „Du-Bezug" sind Garanten für Gegenangriffe oder Verteidigung. Das erste Merkmal für eine direkte und offene Äußerung ist daher der Ich-Gebrauch.

Ich-Gebrauch

4

> ❯ **Wichtig**
> **1. Fertigkeit: Ich-Gebrauch**
> Um sich direkt und eindeutig mitzuteilen, müssen Sie
> von Ihren eigenen Gedanken und Gefühlen sprechen.
> Kennzeichen dafür ist das Wörtchen „Ich"!

Betrachten wir weiter die Form der Äußerungen um zu sehen, warum das Gespräch so schiefgelaufen ist.

Der Ehemann spricht schon bei Gesprächsbeginn von *„jedem zweiten Abend"* und später von *„der meisten Zeit",* die seine Frau mit Freundinnen verbringt.

Das sind Verallgemeinerungen, die sofort Widerspruch hervorrufen. Sie lenken außerdem vom eigentlichen Inhalt – dem vergangenen Abend – völlig ab.

> ❯ **Wichtig**
> **2. Fertigkeit: Konkrete Anlässe**
> Sprechen Sie von konkreten Situationen oder Anlässen.
> Vermeiden Sie Verallgemeinerungen.

In einem späteren Satz spricht der Ehemann davon, dass man sich ja mit seiner Frau nicht unterhalten könne oder davon, dass sie immer ihre Verwandten bevorzugen würde.

Damit werden der Ehefrau Eigenschaften zugesprochen, die sie sofort zum Widerspruch reizen. Es geht dabei vollkommen verloren, dass der Ehemann eigentlich darüber verärgert ist, dass sie gestern Abend so spät kam.

„Reizwörter"

Kennzeichnend für solche Äußerungen, durch die versucht wird, dem Partner negative Eigenschaften zuzuschreiben, sind Wörter wie *„immer", „nie", „typisch", „man"* etc.

Solche „Reizwörter" fordern den anderen geradezu heraus, Gegenbeispiele anzuführen.

> ❯ **Wichtig**
> **3. Fertigkeit: Konkretes Verhalten**
> Sprechen Sie von konkretem Verhalten in bestimmten
> Situationen. Vermeiden Sie, dem anderen negative
> Eigenschaften zuzuschreiben.

Um zu beweisen, wie sehr seine Frau ihn vernachlässigt, erwähnt der Ehemann ein Ereignis, das kurz nach der Hochzeit stattgefunden hat.

Alte Hüte

Mit solchen Rückgriffen in die Vergangenheit, „alten Hüten", weicht das Gespräch völlig vom Thema ab. Es besteht die Gefahr, dass schließlich beide vergessen, worum es anfangs eigentlich gegangen ist.

> ❯ **Wichtig**
> **4. Fertigkeit: Hier und Jetzt**
> Bleiben Sie beim Thema, sprechen Sie vom „Hier und Jetzt".
> Vermeiden Sie es, auf „alte Hüte" zurückzugreifen.

Betrachten wir zum Schluss noch einen Fehler, der sehr häufig gemacht wird und den wir „negatives Gedankenlesen" nennen:

- „Findest Du es eigentlich richtig, dass …"
- „Auf andere Art kann man mit Dir nicht reden, Du willst es ja so."

In diesen Äußerungen sind die Reaktionen des Partners schon vorweggenommen. Das heißt, der Ehemann spricht weder von sich noch wartet er ab, wie seine Partnerin reagiert. Er sichert sich auf diese Art schon im Voraus gegen eine mögliche negative Reaktion ab.

Andere Beispiele dafür sind:

- „Ich sehe darin ein Problem, aber darüber kann man sich mit Dir ja sowieso nicht unterhalten" oder
- „Ich würde ja etwas unternehmen, aber da machst Du bestimmt nicht mit."

Ein solches negatives Gedankenlesen macht eine offene Aussprache unmöglich.

Sprechen Sie also von Ihren eigenen Gefühlen und Bedürfnissen und warten Sie ab, wie Ihr Partner reagiert. Geben Sie ihm die Chance, positiv darauf einzugehen. Sie erreichen das am besten, wenn Sie nur von sich selbst sprechen. Beachten Sie dieses kleine Wörtchen „Ich" als wichtigstes Merkmal.

Wenn Sie versuchen, sich mit Ihrem Partner ehrlich auszutauschen, so kommt Ihren Gefühlen dabei eine besondere Rolle zu. Warum das so ist, wollen wir im Folgenden näher beschreiben.

„Negatives Gedankenlesen"

4.3 Der Zusammenhang zwischen Gefühl und Verhalten

Es ist selbstverständlich, dass unser Verhalten nicht nur von Gedanken und Meinungen bestimmt wird, sondern in besonderer Weise auch von unseren Gefühlen und Bedürfnissen. Jeder von uns hat bestimmte Auslöser, die Freude, Ärger oder Stolz in uns hervorrufen. Solche Gefühle haben natürlich Auswirkungen auf unser Verhalten. Damit der andere uns verstehen kann, ist es wichtig, dass er neben unseren Gedanken auch unsere Gefühle kennt.

Sehr viele Menschen tun sich schwer damit, über ihre Gefühle offen zu reden. Einerseits liegt dies häufig an Erziehungsregeln, wie z. B.: „Jungen weinen nicht!", „Wie kannst Du denn davor Angst haben?", „Jetzt reiß Dich aber zusammen!". Werden in der Erziehung Gefühle vernachlässigt oder unterdrückt, verlernt man, Gefühle wahrzunehmen und auszusprechen.

Andererseits gilt in unserer Gesellschaft eine Gefühlsansprache oft als unerwünscht und unangebracht (v. a. im beruflichen Umfeld) – ein weiterer Grund, warum es vielen Menschen so schwer fällt, mit ihrem Partner über Gefühle zu sprechen. Sie haben Angst, es könnte ihnen als Schwäche ausgelegt werden.

Es sei deswegen betont, dass jeder ein Recht auf seine Gefühle hat, und dass sie in der Partnerschaft ein notwendiger Gegenstand der Kommunikation sein müssen.

4

Eigene Gefühle wahrnehmen

Wer über seine Gefühle sprechen will, muss sie zunächst erst einmal selber wahrnehmen und oft ist es sogar erst einmal notwendig, sich überhaupt zu erlauben, Gefühle zu haben. Achten Sie am besten übungshalber in der nächsten Zeit genau darauf, welche Empfindungen Sie in verschiedenen Situationen haben und versuchen Sie, diese für sich selbst zu benennen.

Eine direkte Gefühlsäußerung ist dadurch gekennzeichnet, dass jemand von sich selbst spricht und sein Gefühl beim Namen nennt. Man könnte auch sagen, er „steht" zu seinen Gefühlen.

> ❯ **Wichtig**
> **5. Fertigkeit: Sich Öffnen**
> Versuchen Sie, sich zu öffnen und direkt zu formulieren, was in Ihnen vorgeht.

Wir wollen im Weiteren zwischen angenehmen (positiven) Gefühlen, wie Freude oder Liebe, und unangenehmen (negativen) Gefühlen, wie Ärger oder Angst, unterscheiden.

Eigene Gefühle wahrnehmen

Negativ heißt dabei nicht, dass Sie solche Gefühle nicht haben dürfen. Im Gegenteil, negative Gefühle spielen bei Konflikten eine große Rolle, und darum ist es besonders wichtig, solche Gefühle auszudrücken.

Wenn Sie Gefühle für sich behalten oder nur indirekt äußern, so muss Ihr Partner Ihr Gefühl erraten. Daraus ergeben sich zwangsläufig Unsicherheiten und Missverständnisse.

Des Weiteren bestimmen die Gefühle unser Verhalten. Wenn wir sie nicht direkt aussprechen, schlagen sie sich indirekt in unserem Verhalten nieder. Im Folgenden möchten wir Ihnen drei Versionen aufzeigen, wie sich Gefühle indirekt auswirken können.

> **Möglichkeiten, wie sich Gefühle indirekt auswirken können**
> 1. Eine Art, wie sich Gefühle indirekt zeigen, kann darin bestehen, dass man versucht, das Gespräch auf eine sachliche Ebene zu verschieben, was auch „Intellektualisieren" genannt wird. Man stellt dabei etwas als objektive Tatsache hin und versucht, dies durch logische Argumente zu belegen: *„In einer guten Partnerschaft*

> darf so etwas nicht vorkommen." statt „Es hat mich tief
> getroffen". Damit soll nicht gesagt werden, dass sachliche
> Diskussionen etwa immer falsch seien. Wir wollen Sie
> zu eigenen Beobachtungen anregen. Achten Sie selbst
> darauf, wann Sie Ihrem Partner gegenüber etwas sachlich
> vertreten, obwohl es Ihnen im Grunde um Ihre Gefühle
> geht. Versuchen Sie, in solchen Momenten die Gefühle
> direkt zu formulieren.
>
> 2. Eine andere Erscheinungsform des indirekten Ausdrucks
>   von negativen Gefühlen sind Angriffe und Vorwürfe. Zu
>   erkennen ist der Vorwurf wiederum daran, dass ich vom
>   anderen spreche, anstatt meine eigenen Empfindungen
>   darzulegen: „Du bist unmöglich, man kann mit Dir einfach
>   nichts ausmachen" statt „Es hat mich sehr getroffen, dass Du
>   gestern unsere Absprache nicht eingehalten hast".
>
> 3. Eine dritte Form, Gefühle indirekt auszudrücken, besteht
>   darin, sie auszuagieren. Das bedeutet, dass Sie Trauer,
>   Schmerz oder Verletzung nur durch Ihre Mimik und Ihr
>   verschlossenes Verhalten ausdrücken. Somit überlassen
>   Sie es Ihrem Partner, zu erraten, wie Ihnen zumute ist. Ihr
>   Partner ist damit aber mit Sicherheit überfordert, weil er
>   weder wissen kann, was in Ihnen vorgeht, noch was der
>   Auslöser für Ihre Gefühle war.

4.4 Gefühle direkt ausdrücken

Vielleicht sind Sie der Meinung, Sie sollten negative Gefühle
besser für sich behalten, weil Sie damit Konflikte eher vermeiden. Diese Methode führt auf lange Sicht jedoch garantiert
zu Schwierigkeiten. Dauerhaft unterdrückter Ärger verschwindet
nicht, sondern wird auf die eine oder andere Art Ihr Verhalten
beeinflussen und die Kommunikation dadurch unklarer machen.

Eine offene Aussprache von Gefühlen hingegen ermöglicht
eine Verständigung über die Situation. Zudem hat jeder schon
einmal die Erfahrung gemacht, dass direkt ausgedrückter Ärger
schneller verfliegt.

Direkte, offene Aussprache

Der direkte Ausdruck von Gefühlen trägt dazu bei, das
gegenseitige Verständnis zu verbessern. Der Partner kann aber
nur dann verstehen, was ich empfinde, wenn ich auch benenne,
was das Gefühl in mir ausgelöst hat. Ich muss also sagen, worüber ich verärgert oder enttäuscht bin.

Wenn jemand sagt: „Ich bin heute verärgert, lass mich alleine",
so lässt er seinen Partner im Unklaren darüber, worüber er verärgert ist. Der Partner weiß nicht, ob er der Auslöser war oder
vielmehr andere äußere Umstände.

4

> **Wichtig**
> Eine direkte Gefühlsäußerung ist dadurch gekennzeichnet,
> dass
> — der Sprecher sich auf seine eigene Person bezieht,
> — er ein Gefühl beim Namen nennt und
> — den Umstand benennt, der das Gefühl in ihm ausgelöst
>   hat

Beispielsweise:

„Ich bin heute extrem verärgert, weil mein Tag nicht so geklappt hat, wie ich mir das vorgestellt hatte. Bitte lass mich erst mal alleine."

Wenn Sie sich Ihrem Partner mitteilen, äußern Sie Ihre Gefühle direkt. Damit vermeiden Sie Anklagen und Vorwürfe.

Körpersprache

Wir behandeln in diesem Kapitel Möglichkeiten, wie man sich offen und direkt dem anderen mitteilen kann. Die Form einer Äußerung ist jedoch nicht nur Sache der Worte, die Sie benutzen. Es kommt genauso auf die „Körpersprache" an. Damit sind Tonfall, Mimik und die körperliche Zuwendung zum Partner, also die nichtsprachlichen Merkmale einer Äußerung gemeint. Sie müssen mit dem übereinstimmen, was Sie mit Ihren Worten ausdrücken möchten.

Sagen Sie zu Ihrem Partner z. B.: „Ich freue mich, dass Du mir hilfst", sehen ihn dabei aber nicht an, wenden sich von ihm ab und drücken mit Ihrem Tonfall eher Ärger als Freude aus, so vermitteln Sie mit jeder Ausdrucksebene eine andere Botschaft. Ihr Partner wird dadurch das in Worten ausgedrückte Gefühl nicht recht glauben können und zwangsläufig verunsichert sein, wie er darauf reagieren soll.

Es ist durchaus möglich, eine Äußerung sprachlich direkt zu formulieren, den anderen aber etwa durch einen ironischen Tonfall trotzdem anzugreifen. Achten Sie deshalb darauf, dass Ihr nichtsprachliches Verhalten, wie Mimik und Tonfall, mit dem sprachlichen Inhalt übereinstimmen.

Unmittelbar mit Gefühlen verbunden sind Bedürfnisse und Wünsche. Alle Merkmale für die direkte Äußerung von Gefühlen beziehen sich daher auch auf Ihre Wunschvorstellungen.

Partnerschaft ist ein ständiger Prozess der Annäherung. Dies erfordert immer wieder, sich offen über Wünsche und Bedürfnisse auszusprechen.

Es mag Ihnen vielleicht schwer fallen, sich zu öffnen und über Ihre Gefühle und Bedürfnisse zu sprechen. Vielleicht sind Sie „vorsichtig" geworden und befürchten, sich damit verletzbar zu machen bzw. der andere könnte aversiv reagieren oder würde Sie nicht verstehen.

Mehr Offenheit zeigen

Wir möchten jedoch jeden von Ihnen dazu ermutigen, Versuche zu wagen und sich neue Erfahrungen zu ermöglichen. Sie können auf diese Weise Ihr gegenseitiges Verständnis verbessern.

Denken Sie an die Reziprozität: Zeigen Sie mehr Offenheit, so wird sich auch Ihr Partner mehr öffnen.

Versuchen Sie, sich bei alltäglichen Anlässen darüber auszutauschen, was Sie bewegt. Es wird Ihnen dann leichter fallen, sich auch in Konfliktsituationen besser auszudrücken.

In diesem Kapitel haben wir die Merkmale bzw. Fertigkeiten zusammengetragen, die die direkte Form der Mitteilung ausmachen. Diese Art der Kommunikation birgt zwei Vorteile in sich:

- Ihr Partner erfährt möglichst eindeutig, was in Ihnen vorgeht (Inhaltsaspekt).
- Sie erhöhen die Wahrscheinlichkeit, dass Ihr Partner positiv auf Ihre Äußerungen eingehen wird (Steuerungsaspekt).

Im nächsten Kapitel sollen die Merkmale behandelt werden, die einen „guten Zuhörer" ausmachen.

Abschließend wollen wir aber an dieser Stelle nochmals auf das „Guthaben" auf Ihrem Beziehungskonto zu sprechen kommen.

Beziehungskonto

Mit der Übung „Den anderen dabei erwischen, wie er mir etwas Gutes tut" hatten wir versucht, Sie sensibler zu machen für die positiven Seiten des anderen, und Sie konnten hoffentlich mehr an beabsichtigten „Einzahlungen" erkennen. Jetzt geht es darum, wie Sie Ihr eigenes „Guthaben" weiter erhöhen können.

4.5 Verwöhnungstage

Im Laufe des Zusammenlebens entsteht für alle die Gefahr, träge zu werden, sich zurückzulehnen, das Gute zu genießen – also nur noch zu konsumieren und selbst nichts mehr zu machen. Dadurch aber hebt man vom Beziehungskonto nur noch ab und zahlt nichts mehr ein. Wenn zudem beide Partner nur noch konsumieren und keiner mehr Initiative entwickelt, wird bald Eintönigkeit einkehren. Dann gibt es nichts mehr zu genießen.

Sämtliche Lebensbereiche (Beruf, Freizeit, Kollegen, Freunde) verlangen aktive Gestaltung, Ideen und Initiative. Warum sollte dies ausgerechnet für die Partnerschaft nicht gelten?

Mit der Übung der „Verwöhnungstage" wollen wir einer solchen schleichenden Entwicklung vorbeugen bzw. ihr entgegenwirken. Dazu soll sich jeder von Ihnen einen Tag in der Woche auswählen, an dem er versucht, den anderen „nach Strich und Faden" zu verwöhnen. Sammeln Sie alle möglichen Ideen, womit Sie Ihrem Partner Gutes tun können und gestalten Sie ihm einen ganz besonderen Tag. – Lassen Sie sich von der Wirkung überraschen.

„Verwöhnungstage"

Weil es sich um eine so gut bewährte Maßnahme handelt, wird Sie diese Übung auch in den nächsten Kapiteln begleiten. Die genaue Anleitung finden Sie jeweils im Übungsteil.

4

Fazit

Die Form, in der Sie sich Ihrem Partner mitteilen, hat zweierlei Auswirkungen:

- Sie bestimmt, ob der andere den Inhalt erfassen kann, den Sie ihm vermitteln möchten.
- Sie hat einen Einfluss darauf, wie Ihr Partner auf die Äußerung reagieren wird.

1. Fertigkeit: Ich-Gebrauch:
Sprechen Sie von Ihren eigenen Gedanken und Gefühlen. Kennzeichen dafür ist das Wörtchen „Ich"!
2. Fertigkeit: Konkrete Anlässe:
Sprechen Sie von konkreten Situationen oder Anlässen. Vermeiden Sie Verallgemeinerungen („immer", „nie").
3. Fertigkeit: Konkretes Verhalten:
Sprechen Sie von konkretem Verhalten in bestimmten Situationen. Vermeiden Sie, dem anderen negative Eigenschaften zuzuschreiben („typisch").
4. Fertigkeit: Hier und Jetzt:
Bleiben Sie beim Thema, sprechen Sie vom „Hier und Jetzt". Vermeiden Sie es, auf „alte Hüte" zurückzugreifen.
5. Fertigkeit: Sich Öffnen:
Versuchen Sie, sich zu öffnen und direkt zu formulieren, was in Ihnen vorgeht. Äußern Sie Ihre Gefühle und Bedürfnisse direkt. Sie vermeiden damit Anklagen und Vorwürfe.

Online-Tipp
► https://www.paarbalance.de
Innovatives Online-Coaching für mehr Nähe und Austausch in der Beziehung. Mit Videos, Training und vielen konkreten Anregungen.

Buch-Tipp
Engl, J. u. Thurmaier, F. (2016) Wie redest Du mit mir? Fehler und Möglichkeiten in der Paarkommunikation. Kreuz, Freiburg. 2. Auflage.

4.6 Übungsteil

Hier finden Sie Fragen und Übungen, die zum Nachdenken und Ausprobieren anregen sollen:

- Übung 1: Beispiele für direkte Gefühlsäußerungen ◘ Abb. 4.1
- Übung 2: Welches sind offene und direkte Äußerungen?
  ◘ Abb. 4.2
- Übung 3: Anregungen zur Aussprache ◘ Abb. 4.3
- Übung 4: „Verwöhnungstage" ◘ Abb. 4.4
- Übungsblatt: „Verwöhnungstage" ◘ Abb. 4.5 und 4.6

4

Übung 1: Beispiele für direkte Gefühlsäußerungen

Redewendungen, mit denen positive (angenehme) Gefühle direkt ausgedrückt werden können

- Freude
  - ich freue mich
  - ich bin begeistert
  - ich bin froh
  - ich bin fröhlich
  - ich bin stolz
  - ich bin lustig
- Zufriedenheit
  - ich bin zufrieden
  - ich bin entspannt
  - ich bin gelöst
  - ich fühle mich wohl
  - ich bin ausgeglichen
  - ich fühle mich frei
  - ich fühle mich sicher
  - ich bin zuversichtlich
  - ich fühle mich verstanden
- Liebe
  - ich liebe dich
  - ich habe dich gern
  - ich mag dich
  - ich bin glücklich
  - ich fühle mich geborgen
  - ich fühle mich umsorgt
  - ich fühle mich geliebt
  - ich fühle mich beachtet
  - ich fühle mich anerkannt

Redewendungen, mit denen negative (unangenehme) Gefühle direkt ausgedrückt werden können

- Furcht
  - ich habe Angst
  - ich fürchte mich
  - ich bin ängstlich
  - ich fühle mich bedroht
  - ich bin unsicher
  - ich bin gehemmt
  - ich fühle mich hilflos
- Trauer
  - ich bin deprimiert
  - ich bin verzweifelt
  - ich fühle mich verlassen
  - ich fühle mich einsam
  - ich bin verletzt
  - ich bin traurig
  - ich bin bedrückt
  - ich fühle mich übergangen
  - ich fühle mich abgewiesen
  - ich bin niedergeschlagen
  - ich bin enttäuscht
- Unzufriedenheit
  - ich bin unzufrieden
  - ich bin unausgeglichen
  - ich bin unsicher
  - ich bin durcheinander
  - ich fühle mich unwohl
- Ärger
  - ich bin wütend
  - ich ärgere mich
  - ich bin gereizt
  - ich bin sauer
  - ich bin böse
  - ich bin aggressiv
  - ich fühle mich ausgenutzt

◘ **Abb. 4.1**   Übung 1: Beispiele für direkte Gefühlsäußerungen

Übung 2: Welches sind offene und direkte Äußerungen?

Lesen Sie am besten abwechselnd die einzelnen Abschnitte laut vor. Versuchen Sie zunächst jeder für sich, die direkte Äußerung in jedem Abschnitt herauszufinden. Sprechen Sie dann miteinander darüber, warum Ihre gewählte Äußerung eine direkte Mitteilung darstellt.

1) a) »Ich fühle mich übergangen.«
   b) »Du unterdrückst mich.«
   c) »Findest Du Dein Verhalten richtig?«

   ....

2) a) »Ich finde, Du hast unmögliche Manieren.«
   b) »Mich ärgert die Art, wie Du heute mit meinen Freunden geredet hast.«
   c) »Man kann mit Dir nirgendwo hingehen.«

   ....

3) a) »Jeder mag Dich.«
   b) »Alle meinen, dass Du ein feiner Kerl bist.«
   c) »Ich fühle mich wohl, wenn ich mit Dir zusammen bin.«

   ....

4) a) »Findest Du, dass Du aktiv genug bist?«
   b) »Ich wünsche mir, dass wir sportlicher werden.«
   c) »Man sollte sich fit halten.«

   ....

5) a) »Das war ein blöder Tag.«
   b) »Ich bin ganz niedergeschlagen von den Ereignissen.«
   c) »Ich bin der Meinung, man sollte die Arbeit abschaffen.«

   ....

◼ Abb. 4.2   Übung 2: Welches sind offene und direkte Äußerungen?

4

Übung 3: Anregungen zur Aussprache

Wir haben in diesem Kapitel von der Bedeutung gesprochen, sich dem Partner gegenüber zu öffnen. »Sich gut verstehen« heißt, die Gefühle, Stimmungen und Wünsche des anderen nachzuempfinden. Es ist eine Illusion zu glauben, dass dies stillschweigend geschieht, vielmehr erfordert es Aussprache. Versuchen Sie, sich gegenseitig mehr an Ihrem Erleben Anteil nehmen zu lassen. Die folgende Übung soll Ihnen helfen, dafür Ansatzpunkte zu finden.

Überlegen Sie, welche Lebensbereiche (z.B. Berufsleben) oder Erlebnisse es gibt, bei denen Sie gerne mehr darüber wüssten, was in Ihrem Partner vorgeht. Welche Gelegenheiten (z.B. abends beim Nachhause kommen) gibt es, bei denen Ihr Partner Ihnen davon erzählen könnte?

SIE	ER
Ich würde gerne mehr erfahren über:	Ich würde gerne mehr erfahren über:
....	....
....	....
....	....
....	....
....	....
....	....
....	....
....	....
....	....
....	....
....	....
....	....
....	....
....	....

◻ **Abb. 4.3**   Übung 3: Anregungen zur Aussprache

Übung 4: »Verwöhnungstage«

Als Sie Ihren Partner einen ganzen Tag lang beobachtet haben, haben Sie vielleicht schon bemerkt, wie sich die kleinen Gefälligkeiten und Gesten der Zuneigung positiv auf Ihre Stimmung ausgewirkt haben. Diesen Zusammenhang von positiven Verhaltensweisen und der allgemeinen Stimmung und Atmosphäre gilt es nun weiter zu nutzen.

Jeder von Ihnen soll sich wieder einen Tag oder Abend aussuchen und dem anderen mitteilen, welcher es sein wird. An diesem Abend sollen Sie versuchen, Ihrem Partner besondere Aufmerksamkeit und Zuwendung entgegenzubringen, ihn also im besten Sinne des Wortes zu verwöhnen.

Überlegen Sie sich vorher, mit welchen Verhaltensweisen Sie das erreichen können, und halten Sie Ihre Überlegungen mit Stichworten auf der nächsten Seite fest.
Nehmen Sie eventuell zur Ergänzung die Liste des 3. Kapitels über »Verwöhnungen« zu Hilfe und schauen Sie nach, was Ihr Partner dort noch an Wünschen festgehalten hat. Denken Sie bitte wieder daran: Es sind nicht die außergewöhnlichen Dinge, auf die es ankommt, sondern die kleinen Aufmerksamkeiten.

Derjenige, der verwöhnt wird, soll alles festhalten, was er als schön empfunden hat. Um nichts zu vergessen, tragen Sie es ebenfalls am besten auf das folgende Blatt ein.

◘ **Abb. 4.4**   Übung 4: „Verwöhnungstage"

4

Übungsblatt: »Verwöhnungstage«

Name: Datum:

....

Ich habe mir folgenden Tag/Abend ausgesucht, an dem ich meinen Partner verwöhnen möchte:

....

Ich habe mir als Aufmerksamkeit überlegt:

....

....

....

....

....

....

An dem Tag, als mein Partner versucht hat, besonders aufmerksam zu mir zu sein, hat mir gut getan:

....

....

....

....

....

....

....

....

◙ **Abb. 4.5**   Übungsblatt: „Verwöhnungstage"

Übungsblatt: »Verwöhnungstage«

Name: Datum:

....

Ich habe mir folgenden Tag/Abend ausgesucht, an dem ich meinen Partner verwöhnen möchte:

....

Ich habe mir als Aufmerksamkeit überlegt:

....

....

....

....

....

....

....

An dem Tag, als mein Partner versucht hat, besonders aufmerksam zu mir zu sein, hat mir gut getan:

....

....

....

....

....

....

....

....

◰ **Abb. 4.6**   Übungsblatt: „Verwöhnungstage"

Kommunikation II: Wie nehme ich es auf?

© Springer-Verlag GmbH Deutschland, ein Teil von Springer Nature 2020
L. Schindler, K. Hahlweg, D. Revenstorf, *Partnerschaftsprobleme?*,
https://doi.org/10.1007/978-3-662-60336-9_5

5

Ein guter Zuhörer

Soll ein Gespräch gewinnbringend verlaufen, so müssen beide Beteiligten zum Zug kommen. Gleichzeitiges Reden funktioniert erfahrungsgemäß schlecht – es geht nur nacheinander. Das aber erfordert, dass jeweils einer sich zurücknimmt und zuhört.

In diesem Kapitel möchten wir die Merkmale herausarbeiten, die einen „guten Zuhörer" ausmachen.

Ein häufiger Fehler bei einem Streit ist, dass beide Partner einander wechselseitig nur Aussagen gegenüberstellen: Er behauptet etwas – Sie rechtfertigt sich. Sie äußert einen Wunsch – Er erwidert einen eigenen Wunsch.

Bei einem solchen Gesprächsverlauf reden beide aneinander vorbei. Jeder wartet nur darauf, wieder an der Reihe zu sein. Keiner hört eigentlich, was der andere sagt. Gegenseitiges Verständnis wird man so nicht erreichen.

Beginnt Ihr Partner von einem Problem zu sprechen, sei es in Bezug auf Freunde oder Kollegen oder aufgrund einer Missstimmung zwischen Ihnen beiden, so kommt es auf Ihre Reaktion an, ob Sie ein klärendes Gespräch ermöglichen.

> **Ziele beim guten Zuhören**
> - Genau erfassen, was der andere meint,
> - dem Partner rückmelden, dass ich gehört habe, was er ausdrücken wollte und
> - dem Partner für seine offenen Äußerungen positive Konsequenzen bieten.

Wie Sie auf offene Äußerungen Ihres Partners reagieren, ist von entscheidender Bedeutung, da Ihre Reaktion die Konsequenz für seine Äußerung darstellt. Die Art der Konsequenz bestimmt, ob ein Verhalten künftig wieder so gezeigt oder eher unterlassen wird. Möchten Sie, dass Ihr Partner sich Ihnen gegenüber zunehmend öffnet, dann ist es unerlässlich, dass Sie positiv auf seine Äußerungen eingehen.

❯ Kommunikation ist ein Wechselspiel. Genauso wichtig wie die direkte Mitteilung ist die Reaktion des anderen darauf.

Ein Grund, warum viele Leute nicht offen über sich sprechen, ist die Angst, ihre Offenheit könnte gegen sie benutzt werden. Sie haben Angst, sich verwundbar oder lächerlich zu machen. Sie befürchten also eine negative Reaktion des Gegenübers. Diese Befürchtung kann nur durch gute Erfahrungen abgebaut werden.

❯ Die Art, wie Sie auf direkte Äußerungen Ihres Partners eingehen, ist genauso wichtig wie der direkte Ausdruck selbst. Für ein gelungenes Gespräch müssen sich direkte Äußerungen und positives Eingehen ergänzen.

Wie Sie auf Äußerungen Ihres Partners eingehen, hat neben dem Inhaltsaspekt auch eine Steuerungsfunktion. Wenn Sie möchten, dass Ihr Partner sich mehr öffnet, so müssen Sie ihm zeigen, dass er damit bei Ihnen gut ankommt. Durch positives Eingehen setzen Sie positive Konsequenzen, mit denen Sie offene Äußerungen Ihres Partners bekräftigen.

Positive Reaktionen

Ironie oder Sarkasmus verhindern ein offenes Gespräch und wirken auf direkte Gefühlsäußerungen bestrafend. Dagegen gibt es eine Reihe von Reaktionsmöglichkeiten, die direkte Äußerungen unterstützen und deshalb ein offenes Gespräch fördern. Zur besseren Übersicht wollen wir diese positiven Reaktionen in fünf Kategorien einteilen.

5.1 Merkmale eines guten Zuhörers

Die erste Voraussetzung dafür, dass der andere gerne weiterspricht ist ein aufnehmendes Zuhören Ihrerseits. Einfach ausgedrückt heißt das, Sie lassen Ihren Partner erst einmal zu Wort kommen und schenken ihm Ihre uneingeschränkte Aufmerksamkeit.

Es besteht ein gravierender Unterschied zwischen kritischem und aufnehmendem Zuhören. Im ersten Fall ist man im Geiste damit beschäftigt, Gegenargumente zu formulieren – im zweiten Fall hören Sie in einer Art zu, die dem anderen das Gefühl gibt, verstanden zu werden.

Aufnehmendes Zuhören

Die Hauptschwierigkeit dabei ist, dass Sie für einige Zeit Ihre eigenen Ansichten und Gefühle zurückstellen müssen und sich zunächst nur auf Ihren Partner konzentrieren.

Wenn uns jemand ein Problem anvertraut, scheint es uns oft so, als sähe der andere keinen Ausweg. Wir können dies schlecht ertragen oder finden es lästig, dass der andere leidet oder aufgebracht ist. Dann begeht man häufig den Fehler dem anderen seine Gefühle ausreden zu wollen bzw. ihm erzählen zu müssen, dass man selbst schon ähnliche Probleme hatte.

Das folgende Beispiel soll diesen Fehler deutlich machen.

ER	SIE
„Weißt du, mit diesem Kollegen stehe ich dauernd auf Kriegsfuß. Es gibt immer wieder Ärger."	„Mein Tag war heute auch mal wieder voller Hektik."
„Ich bin völlig geschafft von dieser Arbeitsatmosphäre."	„Nimm das doch nicht immer so ernst."
„Dein guter Rat hilft mir da auch nicht viel weiter."	

Probieren Sie es anders! Ermöglichen Sie dem anderen, sich auszusprechen, d. h. geben Sie ihm Zeit und Gelegenheit, seine inneren Regungen in Worte zu fassen. Sie geben sich und dem anderen damit die Möglichkeit, seine Gefühle und Wünsche besser kennen zu lernen und sie anzunehmen.

An dem Sachverhalt, der für den anderen zum Problem geworden ist, können Sie in der Regel unmittelbar nichts ändern. Eine Aussprache schafft aber die Voraussetzungen für die Bewältigung des Problems.

Interesse und Verständnis bereitschaft

Mit aufnehmendem Zuhören meinen wir nicht Schweigen. Das würde den Partner nur verunsichern oder langweilen und er würde mit dem Erzählen aufhören. Es handelt sich vielmehr um aktives Verhalten, das dem anderen Ihr Interesse und Ihre Verständnisbereitschaft zeigt.

Dies fängt an bei kleinen unterstützenden Gesten wie Nicken oder kurzen Einwürfen wie „hm", „aha" und Ermutigungen, weiter zu sprechen. Drücken Sie darüber hinaus Ihr deutliches Interesse aus, so regen Sie damit Ihren Partner dadurch an, weiter zu erzählen. Zum Beispiel:

- „Ich würde gerne mehr darüber hören."
- „Wie ging es Dir dabei?"
- „Erkläre mir doch diesen Punkt genauer."

❯ **Wichtig**

1. Fertigkeit: Aufnehmendes Zuhören
Bei aufnehmendem Zuhören schenken Sie dem Partner Ihre Aufmerksamkeit und zeigen Ihr Interesse durch kurze Einwürfe oder Fragen.

Wichtig ist dabei wieder, dass die sprachliche Ebene mit der nichtsprachlichen übereinstimmt. Wenn Sie Ihrem Partner Ihre Aufmerksamkeit schenken, schauen Sie ihn dabei an und wenden Sie sich ihm auch körperlich zu.

Paraphrasieren

Wenn Sie einfach nur still zuhören, dann weiß Ihr Partner nicht, ob Sie auch wirklich erfasst haben, was er Ihnen vermitteln will. Eine Möglichkeit, dem anderen zu zeigen, dass Sie ihn verstanden haben, besteht darin, seine Äußerungen in eigenen Worten kurz zu wiederholen. Sie geben Ihrem Partner damit eine Rückmeldung und vergewissern sich, ob Sie ihn auch richtig verstanden haben. Diese Verhaltensweise wird auch „Paraphrasieren" genannt.

Dazu ein kurzes Beispiel:

ER	SIE
„Heute ist mir auch alles schiefgegangen, ich fühle mich richtig deprimiert."	„Ich kann mir gut vorstellen, wie Dich das bedrückt."

> ❯ **Wichtig**
> 2. Fertigkeit: Paraphrasieren
> „Paraphrasieren" bedeutet, mit eigenen Worten zu
> wiederholen, was Ihr Partner gesagt hat. Sie geben ihm
> damit eine klare Rückmeldung und vergewissern sich, dass
> Sie ihn auch richtig verstanden haben.

Scheuen Sie sich nicht davor, die Äußerungen Ihres Partners notfalls auch wörtlich zu wiederholen.

Wenn wir die bisher besprochenen Fertigkeiten auf das Beispiel von vorhin anwenden, könnte das Gespräch (verkürzt dargestellt) etwa folgendermaßen verlaufen.

SIE	ER
„Weißt du, mit diesem Kollegen stehe ich dauernd auf Kriegsfuß. Es gibt immer wieder Ärger."	„Bedrückt dich das sehr?"
„Ja, ich fühle mich dadurch richtig blockiert."	„Erzähle mir doch, was passiert ist."
„Ach, der Typ ist einfach bösartig."	„Du glaubst wirklich, dass er sich bewusst so gibt?"
„Ja schon. – Aber ich müsste ihn wohl doch einmal daraufhin ansprechen, vielleicht kann eine Aussprache ja doch weiterhelfen."	

Während eines Gesprächs kann es sich ergeben, dass Sie bestimmte Vermutungen haben über Gefühle und Bedürfnisse, die Ihren Partner bewegen, die er aber noch nicht direkt formuliert hat. Bieten Sie ihm diese Vermutung an.

Beachten Sie aber, dass Sie diese Überlegungen wirklich nur anbieten und nicht vorgefasste Meinungen abgeben. Beispielsweise: *„Hast Du Dich unsicher gefühlt?"* statt der Feststellung *„Das liegt an Deiner Unsicherheit"*.

Sie vermeiden die Gefahr, Ihren Partner vorschnell auf etwas festzulegen, wenn Sie Ihren Eindruck in Form von offenen Fragen formulieren und betonen, dass es sich um Ihren Eindruck handelt. Beispielsweise: *„Sag mal, ich habe den Eindruck, dass bei Dir etwas nicht in Ordnung ist – bist Du traurig?"*.

Haben Sie dabei selbst ein bestimmtes Gefühl, so sollten Sie es äußern: *„Ich habe den Eindruck, dass bei Dir etwas nicht in Ordnung ist. Ich befürchte, es hängt vielleicht mit mir zusammen"*.

Bei solchen offenen Fragen lassen Sie Ihrem Partner die Möglichkeit einer Richtigstellung. Er kommt nicht in die Situation, sich verteidigen zu müssen.

Offene Fragen

Wir haben die besondere Rolle der Gefühle betont und die Wichtigkeit, sie auszusprechen. Mit offenen Fragen können Sie

Ihrem Partner helfen, sich über seine Gefühle klar zu werden und sie zu artikulieren.

> ❯ **Wichtig**
> **3. Fertigkeit: Offene Fragen**
> Haben Sie im Verlauf einer Unterhaltung den Eindruck, dass Ihr Partner seine Gefühle oder Wunschvorstellungen nur indirekt äußert oder sind Sie nicht ganz sicher, was er empfindet, so ist die beste Möglichkeit, gezielt nach seinen Gefühlen zu fragen oder ihm Gefühle anzubieten.

Die folgenden Beispiele zeigen, wie Sie Ihren Partner im Verlauf eines Gesprächs dabei unterstützen können, sich klarer mitzuteilen:

- „So, wie Du mir die Sache schilderst, scheinst Du ja ganz schön ärgerlich zu sein", oder
- „Bist Du jetzt nicht stolz darauf, dass Du es so gut gemacht hast?", oder
- „Du möchtest gerne, dass wir abends mehr gemeinsam unternehmen?"

Wir haben bisher drei Zuhörermerkmale hervorgehoben:
1. Aufnehmendes Zuhören
2. Die Gefühle des anderen in eigenen Worten wiederholen (Paraphrasieren)
3. Offene Fragen nach den Gefühlen und Wünschen des anderen stellen.

Wenn Sie sich in dieser Weise einbringen, kommen Sie den Zielen näher, die wir anfangs gesetzt haben:

- Ihr Partner spürt, dass seine Gefühle und Gedanken verstanden und akzeptiert werden,
- Sie selbst können sichergehen, dass Sie Ihren Partner richtig verstanden haben und
- Sie bestärken Ihren Partner in seiner Form der offenen Äußerung.

Dieses Belohnen hat einen besonderen Stellenwert. Der andere muss erleben, dass er Erfolg hat mit einer mutigen Selbstöffnung – nur so wird er es wieder tun. Äußern Sie deshalb Ihre Anerkennung, wenn Ihr Partner Ihnen etwas gut vermitteln konnte.

> ❯ **Wichtig**
> **4. Fertigkeit: Positive Rückmeldung**
> Hat Ihr Partner etwas offen und verständlich ausgedrückt, ist es wichtig, ihm zu sagen, dass Sie ihn gut verstehen konnten.

Beispiele für positive Rückmeldungen sind:

- „Ich freue mich, dass Du mir gegenüber so offen bist."
- „Du hast das eben sehr gut beschrieben. Ich verstehe Dich jetzt viel besser."

Reagieren Sie auf gute Beiträge Ihres Partners mit Zuwendung und positiver Rückmeldung. Sie erreichen damit, dass
- Ihr Partner sich freut,
- er solches Verhalten öfter einsetzen wird und
- er auch Sie häufiger loben wird (Reziprozität).

5.2 Kritische Gesprächsverläufe entschärfen

Was aber tun in kritischen Momenten, in denen mir die Lust auf verständnisvolles Zuhören vergeht? Wir haben ja bereits von der Schwierigkeit gesprochen, beim positiven Eingehen die eigenen Bedürfnisse und Gefühle zunächst zurückzustellen. Es könnten Probleme angesprochen werden, bei denen Sie selbst gefühlsmäßig so sehr beteiligt sind, dass es Ihnen Ihre eigenen Gefühle unmöglich machen, verständnisvoll zu reagieren.

In solchen Situationen, in denen es Ihnen nicht möglich ist, auf die Äußerungen Ihres Partners mit Verständnis zu reagieren (etwa weil Sie selbst aufgebracht sind) sollten Sie Ihr eigenes Gefühl direkt ausdrücken.

Wir wollen damit sagen, vermeiden Sie indirekte Äußerungen, wie *„Aber das stimmt doch nicht"*, sondern formulieren Sie Ihr Gefühl, wie z. B. *„Ich bin total überrascht, dass Du das so siehst".*

❯ Wichtig

5. Fertigkeit: Rückmeldung des eigenen Gefühls.
Sind Sie durch Äußerungen Ihres Partners gefühlsmäßig so betroffen, dass Sie nicht akzeptierend auf den anderen eingehen können, so bringen Sie Ihre Gefühle direkt zum Ausdruck.

Die 5. Fertigkeit stellt eine eindeutige Rückmeldung für den Partner dar, wie seine Äußerung auf Sie gewirkt hat. Sie können damit ein offenes Gespräch auch in Situationen weiterführen, in denen Sie momentan kein Verständnis für eine Äußerung des Partners haben. Es handelt sich quasi um eine Rettungsaktion.

An einem Beispiel wollen wir noch einmal die verschiedenen Reaktionsmöglichkeiten veranschaulichen.

5

SIE	ER
„Manchmal habe ich den Eindruck, als ob wir uns fremd wären."	Wendet sich zu, schaut sie an und sagt: (Aufnehmendes Zuhören) „Sag mir doch bitte genauer, was da in Dir vorgeht." (Paraphrasieren) „Du meinst, dass wir manchmal distanziert zueinander sind." (Offene Fragen stellen) „Bist Du unzufrieden mit unserer Beziehung? Liegt es an meinem Verhalten?" Positive Rückmeldung) „Gut, dass Du mir das so offen sagst. (Was meinst Du, woran das liegen könnte."
	(Rückmeldung des eigenen Gefühls) „Das trifft mich sehr, denn ich habe einen ganz anderen Eindruck."

Somit haben wir Ihnen beide Bausteine von offener Kommunikation vorgestellt: Die direkte Form der Mitteilung und das positive Eingehen auf solche Äußerungen.

Machen Sie nicht den Fehler, dem Partner die Verantwortung für den Gesprächsverlauf zuzuschieben. Jeder von Ihnen führt gleichermaßen Regie. Denken Sie daran:

- Direkte Äußerungen und positives Eingehen müssen sich ergänzen.
- Beide Partner sind abwechselnd Erzähler und Zuhörer.

Diese Art der Unterhaltung erfordert sicherlich mehr Zeit und Geduld und man wird immer wieder in Versuchung geraten, in die destruktive Kurzversion zu verfallen. Versuchen Sie deshalb möglichst oft, sich im alltäglichen Leben Ihre Gefühle und Wünsche bewusst zu machen und mit Ihrem Partner darüber zu reden.

Je selbstverständlicher es wird, im gemeinsamen Zusammenleben Gefühle und Bedürfnisse transparent zu machen, desto leichter wird es Ihnen fallen, auch in Konfliktsituationen darüber zu reden.

Fazit

1. Fertigkeit: Aufnehmendes Zuhören:
Bei aufnehmendem Zuhören schenken Sie dem Partner Ihre Aufmerksamkeit und zeigen Ihr Interesse durch kurze Einwürfe oder Fragen.

2. Fertigkeit: Paraphrasieren:
„Paraphrasieren" bedeutet die Wiederholung dessen, was der Partner gesagt hat in eigenen Worten. Sie geben ihm damit eine Rückmeldung und vergewissern sich, ob Sie ihn richtig verstanden haben.

3. Fertigkeit: Offene Fragen:
Haben Sie im Verlauf einer Unterhaltung den Eindruck, dass Ihr Partner seine Gefühle oder Wunschvorstellungen nur indirekt äußert oder sind Sie nicht ganz sicher, was er empfindet, so ist die beste Möglichkeit, gezielt nach seinen Gefühlen zu fragen oder ihm Gefühle anzubieten.

4. Fertigkeit: Positive Rückmeldung:
Hat Ihr Partner etwas offen und verständlich erklärt, dann sagen Sie ihm, dass Sie ihn gut verstehen konnten.

5. Fertigkeit: Rückmeldung des eigenen Gefühls:
Treffen Sie Äußerungen Ihres Partners so sehr, dass Sie nicht akzeptierend auf ihn eingehen können, sollten Sie Ihre Gefühle direkt ausdrücken.

> **Online-Tipp**
> ▶ https://pairfect.com
> Charmante App für Paare, die neuen Schwung in ihre Beziehung bringen möchten.

> **Buch-Tipp**
> Liebe, N. (2018) Kommunikation in der Partnerschaft. So führst Du eine glückliche Ehe oder Beziehung. Independently published.

5.3 · Übungsteil

Hier finden Sie Fragen und Übungen, die zum Nachdenken und Ausprobieren anregen sollen:

- Übung 1: Welches sind die optimalen Zuhörerreaktionen? ◘ Abb. 5.1
- Übung 2: Heutige Erlebnisse ◘ Abb. 5.2
- Übung 3: Wie gut kenne ich meinen Partner? ◘ Abb. 5.3
- Übung 4: „Verwöhnungstage" ◘ Abb. 5.4
- Übungsblatt: „Verwöhnungstage" ◘ Abb. 5.5 und 5.6

Übung 1: Welches sind die optimalen Zuhörerreaktionen?

Lesen Sie einander abwechselnd die folgenden Beispiele vor. Der jeweilige Zuhörer sollte die förderliche Reaktion herausfinden und überlegen, um welche der fünf Fertigkeiten es sich dabei handelt. Sprechen Sie darüber und kreuzen Sie die entsprechende Antwort an.

1. »Ich bin heute richtig zufrieden mit mir. Selten habe ich an einem Tag so viel geschafft.«
   a) »Das könntest Du öfter haben, wenn Du Dir Deine Zeit besser einteilen würdest.«
   b) »Du bist jetzt richtig stolz auf Dich?«
   c) »Mein Tag war heute nicht so besonders.«

2. »Ich habe mich auf den Abend so gefreut und jetzt ist alles schief gelaufen.«
   a) »Es kommt immer anders, als man denkt.«
   b) »Dich trifft dabei wohl keine Schuld?«
   c) »Erzähle mir bitte näher, was Dich so sehr enttäuscht hat an diesem Abend.«

3. »Ich finde Jens unmöglich mit seiner arroganten Art.«
   a) »Du bist überempfindlich.«
   b) »Hat Dich etwas an seinem Verhalten verletzt?«
   c) »Nimm die Menschen so, wie sie sind.«

4. »Es hat mir richtig gut getan, mir alles von der Seele reden zu können.«
   a) »Ich freue mich, dass Du mir so ausführlich davon erzählt hast.«
   b) »Hauptsache ist, Dir hilft es.«
   c) »So etwas braucht man eben ab und zu.«

■ **Abb. 5.1**   Übung 1: Welches sind die optimalen Zuhörerreaktionen?

Übung 2: Heutige Erlebnisse

In diesem Kapitel war viel von Gefühlen die Rede. Wir möchten Sie ermuntern, einander ein wenig von Ihren Gefühlen des heutigen Tages zu erzählen. Jeder sollte für sich einen Moment überlegen und nach einer ärgerlichen Begebenheit (die nicht den Partner betrifft!) sowie nach einem heiteren Ereignis des heutigen Tages suchen. Erzählen Sie dann Ihrem Partner davon und versuchen Sie dabei sowohl Ihre Gefühle zu beschreiben als auch deutlich zu machen, was die Gefühle jeweils ausgelöst hat.

◘ **Abb. 5.2** Übung 2: Heutige Erlebnisse

Übung 3: Wie gut kenne ich meinen Partner?

Gehen Sie die folgende Aufstellung Punkt für Punkt durch und notieren Sie das, was Ihrer Vermutung nach Ihr(e) Partner(in) antworten würde. Machen Sie anschließend die Realitätsprobe: Stellen Sie die Fragen Ihrem(r) Partner(in) und vergleichen Sie Ihre Vermutungen mit seinen tatsächlichen Aussagen.

1. Zwei ihrer/seiner besten Freunde?
   ....

2. Eines ihrer/seiner Lieblingsgerichte?
   ....

3. Eine ihrer/seiner liebsten Verwandten?
   ....

4. Eine ihrer/seiner größten Ängste?
   ....

5. Eine ihrer/seiner Lieblingsbeschäftigungen?
   ....

6. Welches Essen mag sie/er nicht?
   ....

7. Eine ihrer/seiner Lieblingsfarben?
   ....

8. Eine ihrer/seiner Widersacher?
   ....

9. Einen ihrer/seiner Lebensträume?
   ....

10. Was würde sie/er tun, wenn sie/er im Lotto gewinnt?
    ....

11. Welche Musik hört sie/er besonders gerne?
    ....

12. Das Problem, das sie/ihn derzeit am meisten beschäftigt?
    ....

13. Unter welchem Ereignis litt sie/er in ihrer/seiner Kindheit besonders?
    ....

14. Die Lebensphilosophie meines/r Partners/in?
    ....

■ Abb. 5.3   Übung 3: Wie gut kenne ich meinen Partner?

15. Zu welcher Tageszeit hat sie/er am liebsten Sex?

16. Wie sah ihr/sein gestriger Tag genau aus?

17. Welche Verbesserungen möchte sie/er im Leben erreichen?

18. Über welches Geschenk würde sie/er sich ganz besonders freuen?

19. Welchen Ausflug/Urlaub fand sie/er besonders schön?

20. Was macht sie/ihn sexuell an?

21. Welche wichtigen Ereignisse liegen gerade vor ihr/ihm?

22. Wie verbringt sie/er am allerliebsten ihre/seine Freizeit?

23. Was war ihr/ihm besonders peinlich?

24. Hat sie/er einen geheimen Ehrgeiz? Wie sieht der aus?

25. Welche Kleidung trägt sie/er besonders gern?

26. Welche Pflanze mag sie/er besonders?

27. Wer war ihr/sein bester Freund/in in der Kindheit?

28. Wovor hat sie/er am meisten Angst?

29. Was trug sie/er, als wir uns kennen gelernt haben?

30. Welche Art Bücher/Filme/Zeitschriften gefallen ihr/ihm am besten?

◘ **Abb. 5.3** (Fortsetzung)

Übung 4: »Verwöhnungstage«

Das zentrale Anliegen dieses Buches ist es, Ihnen dabei zu helfen, den alltäglichen Umgang miteinander freudvoll zu gestalten. Eine wichtige Maßnahme sind dabei die Verwöhnungstage, die wir bereits im letzten Kapitel eingeführt haben. Diese Übung soll für Sie in den nächsten Wochen eine feste Einrichtung werden. Versuchen Sie, soweit es möglich ist, diese Tage auf das Wochenende zu verlegen und sprechen Sie sich ab, wer von Ihnen welchen Tag übernimmt.

Vielleicht haben Sie bereits in der letzten Woche bemerkt, welchen positiven Einfluss die kleinen Aufmerksamkeiten und »Verwöhner« auf die Stimmung und Atmosphäre ausüben. Unser Ziel ist es, Ihnen möglichst viel an solchen Erfahrungen zu vermitteln.

Sollten Sie Ihren letzten Verwöhnungstag nicht so gelungen erlebt haben, so sprechen Sie gemeinsam darüber, wie Sie diesmal die Tage anders gestalten können. Geben Sie sich gegenseitig Hinweise, was Ihnen gut tut. Nehmen Sie zur Ergänzung die Liste des 3. Kapitels über »Verwöhnungen« zu Hilfe.

Leistungsdruck ist jedoch nicht die Absicht dieser Übung. Denken Sie bitte wieder daran, es sind nicht die außergewöhnlichen Dinge, auf die es ankommt, sondern die kleinen Aufmerksamkeiten.

Überlegen Sie sich also wieder vorher, mit welchen Verhaltensweisen Sie Ihren Partner verwöhnen könnten und halten Sie die Ideen in Stichworten auf der nächsten Seite fest.

Derjenige, der verwöhnt wird, soll alles das festhalten, was er an diesem Tag als schön empfunden hat. Um nichts zu vergessen, tragen Sie es am besten auf das folgende Blatt ein.

◘ **Abb. 5.4**   Übung 4: „Verwöhnungstage"

Übungsblatt: »Verwöhnungstage«

Name: Datum:

....

Ich habe mir folgenden Tag/Abend ausgesucht, an dem ich meinen Partner verwöhnen möchte:

....

Ich habe mir als Aufmerksamkeit überlegt:

....

....

....

....

....

....

....

An dem Tag, als mein Partner versucht hat, besonders aufmerksam zu mir zu sein, hat mir gut getan:

....

....

....

....

....

....

....

....

....

◘ **Abb. 5.5**   Übungsblatt: „Verwöhnungstage"

Übungsblatt: »Verwöhnungstage«

Name: Datum:

....

Ich habe mir folgenden Tag/Abend ausgesucht, an dem ich meinen Partner verwöhnen möchte:

....

Ich habe mir als Aufmerksamkeit überlegt:

....

....

....

....

....

....

....

An dem Tag, als mein Partner versucht hat, besonders aufmerksam zu mir zu sein, hat mir gut getan:

....

....

....

....

....

....

....

◻ **Abb. 5.6**   Übungsblatt: „Verwöhnungstage"

Das Konfliktgespräch: Wie lösen wir es?

© Springer-Verlag GmbH Deutschland, ein Teil von Springer Nature 2020
L. Schindler, K. Hahlweg, D. Revenstorf, *Partnerschaftsprobleme?*,
https://doi.org/10.1007/978-3-662-60336-9_6

6

Es ist ein weitverbreiteter Irrglaube, dass eine harmonische Ehe eine Beziehung ohne Konflikte sei. Dementsprechend wird ein Paar, das nie verschiedener Meinung ist, am ehesten als glücklich bezeichnet. Treten in der eigenen Partnerschaft Konflikte auf, beginnt man allzu leicht zu zweifeln, ob denn mit der Beziehung auch noch alles in Ordnung sei.

Wir haben in den ersten Kapiteln beschrieben, wie das Verhalten jedes einzelnen von uns durch seine Lebensgeschichte bestimmt ist und wie jeder von uns während seines gesamten Lebens neue Lernprozesse vollzieht. Da jeder mit seiner eigenen persönlichen Struktur und seinem individuellen Beziehungskonzept ausgestattet ist, werden sich die Partner immer in bestimmten Auffassungen, Bedürfnissen und Gefühlen unterscheiden.

> Nicht das Ausmaß der persönlichen Unterschiede bestimmt die Qualität einer Beziehung, sondern die Art, wie man mit solchen Unterschieden umgeht.

Konfliktsituationen bewältigen

Entsprechend zeigen vergleichende Untersuchungen über glückliche und unglückliche Paare, dass beide so ziemlich denselben Konfliktstoff haben. Aber sie unterscheiden sich eben deutlich darin, wie sie solche Konfliktsituationen bewältigen.

Der Begriff „Konflikt" bezeichnet erst einmal ganz wertfrei das Aufeinandertreffen von Unterschieden zwischen den Partnern. Dies darf nicht verwechselt werden mit dem Wort „Streit". Streit meint ausschließlich die kämpferische und destruktive Form der Auseinandersetzung in einem Konfliktfall.

Konfliktbereiche

Konfliktbereiche sind also Aspekte des Zusammenlebens, in denen sich unterschiedliche Gefühle, Bedürfnisse oder Einstellungen beider Partner gegenüberstehen, z. B. verschiedene Weltanschauungen, Auffassungen von der Kindererziehung, Freizeitinteressen, Erwartungen bezüglich Zärtlichkeit und Sexualität etc. Konfliktsituationen sind Begebenheiten, bei denen solche Unterschiede deutlich werden und gegensätzliche Vorstellungen aufeinandertreffen.

Da unterschiedliche Auffassungen der Partner zum Wesen einer Beziehung gehören, kommt niemand umhin, sich damit zu beschäftigen, wie man am besten mit ihnen umgeht. Es ist in einer Partnerschaft unmöglich, eine gute Beziehung zu haben und gleichzeitig Konflikte vollkommen zu vermeiden.

Gelegentlich meinen wir, es ganz schlecht aushalten zu können, wenn wir damit konfrontiert werden, dass der Partner ein wesentliches Anliegen nicht teilt oder er sich in einer Weise verhält, wie wir es nie für möglich gehalten hätten.

Wenn es Ihnen gelingt, die Verschiedenartigkeit der Menschen auch in Bezug auf Ihren Partner zu akzeptieren, dann gewinnen Sie eine neue Einstellung zu seinen Eigenarten und seiner Persönlichkeit.

Ein Konflikt ist für Sie dann nicht mehr eine unglückliche Fügung des Schicksals, sondern eine normale Begebenheit in einer Beziehung, in der keiner einen Teil seiner Persönlichkeit verbergen muss.

> ❯ Als Konfliktbereiche bezeichnen wir Bereiche des Zusammenlebens, in denen sich unterschiedliche Meinungen, Bedürfnisse oder Gefühle beider Partner gegenüberstehen. Konflikte gehören zu jeder Partnerschaft dazu. Wie Sie mit solchen Reibungspunkten umgehen, ist entscheidend dafür, wie zufrieden Sie mit Ihrer Beziehung sind.

Die ungeschickteste Version ist sicher die, in der jeder versucht ausschließlich seine eigenen Vorstellungen durchzusetzen, koste es was es wolle. Solche einseitigen Durchsetzungsversuche werden zu Machtkämpfen führen und setzen den Zwangsprozess in Gang.

Ziel kann es also nicht sein, den anderen da oder dort zu unterdrücken. Vielmehr muss kooperativ ein neues Miteinander aufgebaut werden. Die erforderliche innere Einstellung dafür ist: Akzeptanz der Verschiedenartigkeit, Toleranz von Gegensätzen und Kompromissbereitschaft.

Akzeptanz der Verschiedenartigkeit

In diesem Kapitel wollen wir einen idealisierten Leitfaden entwerfen, wie man in vier Schritten vom Ansprechen eines Konfliktes zu einer gemeinsam getragenen Lösung gelangen kann.

6.1 Die Problemansprache

Zu Beginn des Gespräches sollte jeder in Worte fassen, was ihn stört und wie es ihm dabei geht. Sie erinnern sich: Erregung zerstört Gespräche. Wenn es gelingt, die Gefühle direkt zum Ausdruck zu bringen, so verringert dies die Gefahr, dass sie indirekt das Gespräch aufheizen.

Im folgenden Beispiel beginnt die Frau ein Gespräch über den problematischen Verlauf der gemeinsamen Wochenenden. Lesen Sie den folgenden Dialog am besten mit verteilten Rollen und achten Sie dabei auf die Entwicklung des Gesprächs.

6

SIE	ER
„Wir haben jetzt schon einige Male Streit gehabt wegen unserer Wochenenden. Ich möchte gerne mit Dir in Ruhe darüber reden."	„Ja, ich sehe da inzwischen auch ein Problem, aber sag' zunächst Du, was Dich stört."
„Mir ist einfach langweilig. Früher habe ich mich auf das Wochenende gefreut, heute habe ich Angst davor."	„Wovor hast Du denn Angst?"
„Wir sitzen nur zu Hause, kommen kaum vor die Tür und ich habe den Eindruck, als hätten wir uns nichts mehr zu sagen."	„Das klingt ja ziemlich deprimierend"
„Ja, genau. Diese Wochenenden machen mich depressiv. Deshalb fürchte ich mich davor. - Aber wie geht es Dir denn dabei?"	

▪ **Rollentausch**

ER	SIE
„Ich muss zugeben, ich bin auch nicht zufrieden mit dem augenblicklichen Zustand."	„Bist du mit Dir selbst unzufrieden?"
„Na ja, nur zum Teil, denn ich bin auch enttäuscht von Dir."	„Von mir! Warum?"
„Ich vermisse Vorschläge und Anregungen von Dir. Ich habe immer den Eindruck, es lastet alles auf mir. Ich fühle mich im Stich gelassen."	„Also, Du wünscht Dir mehr Initiative von mir?"
„Ja, ich vermisse auch gemeinsame Unternehmungen. Aber während der Woche habe ich keine Lust, schon etwas zu planen und am Wochenende stehe ich unter dem Druck, mir müsste schnell etwas einfallen."	„Das überrascht mich, denn ich hatte einen ganz anderen Eindruck."

Ungute Gefühle aussprechen

Der erste Schritt des Konfliktgesprächs besteht darin, dass beide Partner ihre unguten Gefühle aussprechen und benennen, wodurch sie ausgelöst werden. Anders ausgedrückt heißt das, beide formulieren, was sie stört oder womit sie unzufrieden sind.

Wichtig ist dabei, dass sich direkte Äußerungen und gutes Zuhören ergänzen.

Sie haben beim Lesen bemerkt, dass anfangs der Mann auf die Gefühle seiner Frau eingegangen ist und in der zweiten Hälfte die Rollen vertauscht wurden.

Diese strikte Einteilung ist bei allen Schritten sehr hilfreich. So können beide darauf vertrauen, dass jeder zum Zug kommt und beschreiben kann, was in ihm vorgeht, während der andere sich darauf konzentriert, dies nachzuvollziehen.

❯ Im 1. Schritt, der Problemansprache, beschreiben beide Partner nacheinander, was sie stört und womit sie unzufrieden sind. Es ergänzen sich dabei direkte Gefühlsäußerung und positive Erwiderung. Das Problem wird definiert.

Wir haben für unser Beispiel einen relativ eng umgrenzten Konfliktpunkt gewählt. Auch hierbei war jedoch zu sehen, dass ganz verschiedenartige Gefühle bei den einzelnen Partnern im Spiel waren.

Mit Unstimmigkeiten ist meist nicht nur ein globales Gefühl wie Ärger oder Wut verbunden, sondern es werden „gemischte" Gefühle beteiligt sein. Versuchen Sie, Ihre Empfindungen entsprechend genau zu formulieren bzw. unterstützen Sie Ihren Partner dabei, seine Gefühle genauer zu beschreiben. Das ist wichtig, um wirklich zu begreifen, was im anderen vorgeht.

6.2 Eigene Bedürfnisse formulieren

Im zweiten Schritt formulieren beide Partner ihre Bedürfnisse und Wünsche. Sie beschreiben den Idealzustand, der jedem von ihnen vorschwebt. Das jeweilige Ziel wird definiert.

Die Gefühle von Unzufriedenheit und Ärger entstehen ja dadurch, dass Bedürfnisse nicht erfüllt werden bzw. die Wirklichkeit vom Idealzustand so weit entfernt ist.

Lesen Sie das folgende Beispiel wieder mit verteilten Rollen.

Eigene Bedürfnisse ansprechen

ER	SIE
„Was erwartest Du Dir denn von den Wochenenden? Was wären Deine Wunschvorstellungen?"	„Wir haben die ganze Woche über sehr wenig voneinander und sind meist mit dem Alltag voll beschäftigt. Am Wochenende würde ich mir wünschen, dass wir uns davon völlig freimachen und nur an uns beide denken."
„Was würdest Du denn beispielsweise gerne machen?"	„Nicht nur zu Hause herumsitzen. Wir sollten gemeinsam etwas unternehmen, alleine oder mit Freunden."
„Du möchtest also aktiver sein und mehr mit mir gemeinsam erleben?"	„Ja, und Du?"

■ **Rollentausch**

ER	SIE
„Mir geht es ganz genau so. Nur würde ich mir vorstellen, dass Du mehr Vorschläge machst und Anregungen gibst. Ich denke oft, dass alles, was ich vorschlage, falsch ist. Ich möchte da gerne entlastet sein."	„Du wünschst Dir also mehr Ideen von mir?"
„Ja, ich würde mich freuen, wenn ich mich auch mal Vorschlägen von Dir einfach nur anschließen könnte."	„Das heißt aber, dass Du Dir auch aktivere Wochenenden wünschen würdest?"
„Ja, bei mir hat sich ja auch ein flaues Gefühl eingestellt. Ich würde gerne mit Dir mehr unternehmen – so wie früher. Nur möchte ich nicht alleine dafür verantwortlich sein."	

Bei diesem Schritt ist es wichtig, dass jeder erst einmal das ungehindert aussprechen kann, was ihm als „Ideal" vorschwebt. Es soll dabei nicht schon berücksichtigt werden, ob sich die Idealvorstellung vollkommen verwirklichen lässt oder ob der andere etwa Einwände dagegen vorbringen könnte.

Wunschvorstellungen   Das Wissen um die Wunschvorstellungen ist Voraussetzung für eine befriedigende Lösung. Deshalb muss der zuhörende Partner Einwände in dieser Phase zurückstellen und ausschließlich auf den anderen eingehen.

❯ Im 2. Schritt, der Zieldefinition, werden die Wunschvorstellungen bzw. die Bedürfnisse jedes Partners herausgearbeitet. Auch hier ergänzen sich direkte Mitteilungen mit aktivem Zuhören.

6.3 Änderungswünsche spezifizieren

Die Wunschvorstellungen wurden erst relativ global beschrieben. Was nun folgen muss, ist die Erarbeitung von Umsetzungsmöglichkeiten.

Lesen Sie bitte das folgende Beispiel weiter mit verteilten Rollen.

ER	SIE
„Versuch mir doch konkret zu beschreiben, was genau Du gerne unternehmen möchtest."	„Mir fällt da viel ein. Aber ich möchte vor allem, dass Du wieder in die Gänge kommst, also dass Du halt wieder aktiver wirst."
„Was heißt das genau?"	„Dass Du mit Freunden etwas ausmachst oder überlegst, wo wir hinfahren könnten."

ER	SIE
„Du möchtest also wieder mehr mit unseren Freunden zusammenkommen. – Mit wem?"	„Z. B. mit Frank und seiner Frau. Aber ich würde auch gerne mit Dir alleine jetzt im Herbst wieder öfter zum Wandern gehen."

- Rollentausch

ER	SIE
„Ja, gut. Mein Hauptanliegen war, dass Du konkrete Vorschläge für das Wochenende machst. Also, dass Du beispielsweise wie eben sagst, mit wem Du gerne etwas unternehmen willst."	„Was würdest Du Dir sonst noch von mir wünschen?"
„Dass Du Dich z. B. dafür interessierst, was im Kino oder im Theater läuft und mir sagst, wozu Du Lust hättest."	„Also wenn ich mehr Initiative ergreife, würdest Du öfter mit mir weggehen?"
„Ja, so würde ich mir das wünschen."	

Beide haben ihre Wünsche in eine Form gebracht, in der sie nun auch umgesetzt werden können. Wir nennen diesen Schritt auch „Spezifizieren von Änderungswünschen". Spezifisch werden Wünsche, wenn sie den sog. W-Fragen standhalten: „Was, wo, wann, mit wem, wie und wie oft?"

Änderungswünsche

❯ Im 3. Schritt versuchen beide, konkret zu beschreiben, welches Verhalten sie sich vom anderen wünschen würden, d. h. spezifische Lösungsmöglichkeiten werden gesammelt und bewertet. Nur in dieser Form können Vorhaben auch verwirklicht werden.

6.4 Aushandeln einer Lösung

Ist der Konfliktpunkt so weit aufbereitet, kann nun die konkrete Planung erfolgen: Wer erklärt sich zu welchen Änderungen bereit? Diesen Schritt nennen wir „Verhandeln".

„Verhandeln"

Lesen Sie bitte das folgende Beispiel wieder mit verteilten Rollen.

SIE	ER
„Wie könnten wir das für die kommende Woche gleich umsetzen?"	„Ich würde mich freuen, wenn Du Dich über Theater und Kino informierst und am Mittwoch Vorschläge machst."

SIE	ER
„Einverstanden. Und ich fände es schön, wenn Du während der Woche Frank anrufst und versuchst, mit ihm für das Wochenende etwas zu vereinbaren."	„Ja, das kann ich machen. Nur möchte ich nicht gleich an beiden Tagen etwas unternehmen. Ich würde mich an einem Tag gerne ausruhen."
„Das kann ich verstehen. Aber ich möchte trotzdem gerne, dass Du ihn anrufst. Er und seine Frau können ja mitkommen, wenn wir am Samstag ausgehen."	„Einverstanden."

> Im 4. Schritt, dem Verhandeln, entscheiden beide über die besten Lösungsmöglichkeiten und planen deren Umsetzung. Jeder erklärt sich bereit, konkrete Änderungswünsche des anderen zu erfüllen. Er erklärt sich bereit, neue Verhaltensweisen zu zeigen, in der Gewissheit, dass der andere seinerseits auch den eigenen Wünschen nachkommt.

Wie das Wort „Aushandeln" schon sagt, müssen beide Partner abwägen, was jeder erfüllen kann bzw. wodurch er sich überfordert fühlen könnte.

Am Ende des 4. Schrittes sollte die einvernehmliche Lösung stehen, die von beiden akzeptiert werden kann und die den Bedürfnissen beider Partner möglichst optimal entspricht.

Gemeinsam zu einer Lösung kommen

Partnerschaftliche Konfliktlösung heißt, gemeinsam zu einer Lösung zu kommen. Sobald einer gewinnt und die andere Seite verliert, wird die Lösung gar nicht oder nur kurzfristig in die Tat umgesetzt werden – und das schadet beiden Beteiligten.

Das geschilderte Gespräch sollte zur Veranschaulichung dienen. Auch haben wir bewusst wieder ein einfaches Beispiel gewählt. Selbstverständlich werden Konfliktgespräche häufig nicht in dieser klaren Form und v. a. nicht in dieser Kürze ablaufen. Auch werden Sie eine Lösung oft nicht in einem einzigen Gespräch erreichen können.

Die vier Schritte eines konstruktiven Konfliktgesprächs
1. Was stört mich? (Problemansprache)
   – Welche Gefühle/Gedanken/Wünsche habe ich?
   – Wodurch kommen sie zustande?
2. Was wünsche ich mir? (Formulieren eigener Bedürfnisse: Zieldefinition)
   – Bedürfnisse
   – Idealvorstellungen

> 3. Wie könnte man das erreichen? (Spezifizieren von
>   Änderungswünschen und Entwicklung und Bewertung
>   von Lösungsmöglichkeiten)
>   – Was wünsche ich mir vom anderen genau?
>   – Was kann ich selbst dazu beitragen?
> 4. Wozu kann ich mich verpflichten? (Gemeinsames
>   Verhandeln und Entscheidung und Planung von
>   Lösungsschritten)
>   – Was entspricht dem anderen und überfordert mich
>   nicht?

Wir müssen uns der anstrengenden Tatsache stellen, dass Partnerschaft ein ständiger Prozess von gegenseitiger Annäherung und Verständigung bleiben wird. Konflikte und Differenzen dürfen nicht zur Resignation führen. Sie sind vielmehr eine gute Gelegenheit, die eigenen Wünsche und Ziele neu zu überdenken.

Gut mit Unterschieden umgehen zu können bedeutet, Konflikte als Bestandteil des Zusammenlebens zu betrachten und auch in Konfliktsituationen offen miteinander zu kommunizieren.

Bei sehr brisanten Konflikten wird dies wegen der intensiven Gefühle, die damit verknüpft sind, immer schwierig bleiben. Gerade dabei ist es jedoch so wichtig, dass Sie nicht in destruktive Kommunikationsmuster verfallen.

Falls sich in Ihrer Beziehung Konfliktstoff angehäuft hat, wäre jetzt eine gute Gelegenheit, miteinander diese heiklen Punkte zusammenzustellen. Im nachfolgenden Übungsteil finden Sie dazu systematische Hilfen in Form einer Liste von potenziellen Konfliktbereichen und der anschließenden Sortierung nach Brisanz. In den nächsten Wochen sollten Sie dann nach und nach für die einzelnen Punkte gemeinsam Lösungen erarbeiten, beginnend mit dem leichtesten Bereich.

Die Ergebnisse der Konfliktgespräche sollen spezifische Verhaltensweisen sein, auf die Sie beide sich geeinigt haben. Jedes einzelne Gespräch mündet also in konkrete Absprachen. Im nächsten Kapitel geht es darum, was dabei helfen kann, solche Lösungen auch in die Tat umzusetzen und dauerhaft zu verwirklichen.

Konkrete Absprachen

Fazit

Schema des Konfliktgespräches:
1. Schritt: Herausarbeiten der Gefühle bei der Problemansprache
   a) Sie äußert ihre Gefühle – Er geht positiv darauf ein
   b) Er äußert seine Gefühle – Sie geht positiv darauf ein

6

2. Schritt: Herausarbeiten der Bedürfnisse und Wünsche (Zieldefinition)
   a) Sie beschreibt ihre Wunschvorstellungen – Er geht positiv darauf ein
   b) Er beschreibt seine Wunschvorstellungen – Sie geht positiv darauf ein
3. Schritt: Spezifizieren der Änderungswünsche (Sammlung und Bewertung von Lösungsmöglichkeiten)
   a) Sie formuliert konkrete Änderungswünsche – Er geht positiv darauf ein
   b) Er formuliert konkrete Änderungswünsche – Sie geht positiv darauf ein
4. Schritt: Gemeinsames Verhandeln von Lösungsmöglichkeiten. Sie und Er versuchen gemeinsam, aus den spezifischen Vorschlägen eine praktikable Lösung zu erarbeiten. Jeder erklärt sich zu bestimmten Veränderungen bereit.

Online-Tipp
▶ https://www.paarbalance.de
Wissenschaftlich fundiertes Online-Coaching für mehr Liebe und Zufriedenheit in der Beziehung.

Buch-Tipp
Gottman, J.M. u. Silver, N. (2014) Die 7 Geheimnisse der glücklichen Ehe. Ullstein, München. 7. Auflage

---

6.5 Übungsteil

Hier finden Sie Fragen und Übungen, die zum Nachdenken und Ausprobieren anregen sollen:
- Übung 1: Konfliktbereiche ◘ Abb. 6.1
- Übung 2: Konflikthierarchie ◘ Abb. 6.2
- Übung 3: Ein Konfliktgespräch ◘ Abb. 6.3
- Übungsblatt: Ergebnisse unseres Konfliktgesprächs ◘ Abb. 6.4
- Übung 4: „Verwöhnungstage" ◘ Abb. 6.5
- Übungsblatt: „Verwöhnungstage" ◘ Abb. 6.6 und 6.7

Übung 1: Konfliktbereiche

Sie finden auf dieser Seite eine Aufstellung verschiedener Bereiche des Zusammenlebens. Überlegen Sie jeder für sich, ob Sie in den einzelnen Bereichen in Ihrer Beziehung Konflikte sehen und wie Sie mehrheitlich damit umgehen.

Die Zahlen bedeuten:
0 = keine Konflikte
1 = Konflikte, erfolgreiche Lösungen
2 = Konflikte, keine Lösungen, oft Streit oder Spannungen
3 = Konflikte, aber wir sprechen kaum darüber

Nr.	Bereiche	SIE	ER
1	Finanzen	0 - 1 - 2 - 3	0 - 1 - 2 - 3
2	Berufstätigkeit	0 - 1 - 2 - 3	0 - 1 - 2 - 3
3	Haushaltsführung	0 - 1 - 2 - 3	0 - 1 - 2 - 3
4	Kindererziehung	0 - 1 - 2 - 3	0 - 1 - 2 - 3
5	Freizeitgestaltung	0 - 1 - 2 - 3	0 - 1 - 2 - 3
6	Freunde und Bekannte	0 - 1 - 2 - 3	0 - 1 - 2 - 3
7	Verwandte	0 - 1 - 2 - 3	0 - 1 - 2 - 3
8	Weltanschauung	0 - 1 - 2 - 3	0 - 1 - 2 - 3
9	Temperament des Partners	0 - 1 - 2 - 3	0 - 1 - 2 - 3
10	Zuwendung des Partners	0 - 1 - 2 - 3	0 - 1 - 2 - 3
11	Attraktivität des Partners	0 - 1 - 2 - 3	0 - 1 - 2 - 3
12	Vertrauen und Eifersucht	0 - 1 - 2 - 3	0 - 1 - 2 - 3
13	Persönliche Freiheiten	0 - 1 - 2 - 3	0 - 1 - 2 - 3
14	Zärtlichkeit und Sexualität	0 - 1 - 2 - 3	0 - 1 - 2 - 3
15	Persönliche Gewohnheiten	0 - 1 - 2 - 3	0 - 1 - 2 - 3

◼ **Abb. 6.1**   Übung 1: Konfliktbereiche

Übung 2: Konflikthierarchie

Zu den Bereichen des Zusammenlebens, in denen jeder für sich Konflikte gesehen hat (Kategorien 2 und 3 der vorstehenden Übung), sollen Sie nun versuchen – jeder für sich – die Themen nach Schwierigkeit anzuordnen.

Sie haben somit eine Aufstellung der Themen, die eine Aussprache und Lösungen erfordern. In den nächsten Wochen sollten Sie sich die Zeit nehmen und nacheinander diese Themen in Konfliktgesprächen gemeinsam bearbeiten.

SIE	ER
....	....
....	....
....	....
....	....
....	....
....	....
....	....
....	....
....	....
....	....
....	....
....	....
....	....
....	....

☐ **Abb. 6.2**   Übung 2: Konflikthierarchie

Übung 3: Ein Konfliktgespräch

Vereinbaren Sie einen gemeinsamen Abend, an dem Sie versuchen, ein Konfliktgespräch zu führen. Wählen Sie für diesen ersten Versuch ein Thema aus der Konflikthierarchie, das für keinen von Ihnen besonderen Zündstoff bietet. Einigen Sie sich auf ein Thema geringer Schwierigkeit.

Denken Sie an die strenge Rollenverteilung und vereinbaren Sie, wer beginnt. Versuchen Sie, das Gespräch den vier Schritten entsprechend zu entwickeln. Dabei ist das Schema auf der folgenden Seite als Hilfe gedacht. Legen Sie dieses Blatt beim Gespräch vor sich hin, gehen Sie der Reihe nach vor und halten Sie die Ergebnisse in Stichworten schriftlich fest. Notieren sollte jeweils derjenige von Ihnen, der die Zuhörerrolle übernommen hat. Wechseln Sie sich also entsprechend bei den Aufzeichnungen ab. Sie haben so anschließend einen Überblick über den Ablauf des Gesprächs.

◘ Abb. 6.3 Übung 3: Ein Konfliktgespräch

Übungsblatt: Ergebnisse unseres Konfliktgesprächs

Name: Datum:

....

Thema:

....

SIE	ER

1. Problemansprache: Was stört mich (welche Gefühle/Gedanken habe ich, wodurch kommen sie zustande)?

....

....

....

....

2. Zieldefinition: Was wünsche ich mir (eigene Bedürfnisse/Idealvorstellung)?

....

....

....

....

3. Lösungsmöglichkeiten: Wie könnte man das erreichen (was wünsche ich mir vom anderen genau, was kann ich selbst dazu beitragen)?

....

....

....

....

4. Planung: Wozu kann ich mich verpflichten (was dem anderen entspricht, was aber auch mich nicht überfordert)?

....

....

....

....

◻ **Abb. 6.4**   Übungsblatt: Ergebnisse unseres Konfliktgesprächs

Übung 4: »Verwöhnungstage«

Wir haben Ihnen bereits im letzten Kapitel empfohlen, die Verwöhnungstage in den nächsten Wochen zur festen Einrichtung werden zu lassen.

Wenn Sie gute Erfahrungen gemacht haben, so möchten wir Sie zu einer gemeinsamen Aussprache darüber anregen. Versuchen Sie, über Ihre Eindrücke und Gefühle an diesen Tagen zu sprechen und sagen Sie Ihrem Partner, bei welchen Aufmerksamkeiten Sie sich besonders wohl fühlen.

Wir möchten Sie noch auf eines besonders hinweisen. Aufmerksamkeiten lassen sich in zwei Bereiche gliedern:

- Gefälligkeiten, die ich dem anderen zuliebe tue, und
- liebevolle, zärtliche Zuwendungen.

Liebevolle Zuwendung können Sie auf viele verschiedene Arten zeigen. Eine Äußerung, eine Geste, ein bestimmter Tonfall, ein Lächeln oder eine Umarmung kann Ihrem Partner deutlich machen, wie nahe Sie sich ihm gerade fühlen, dass Sie sein Wesen schätzen oder dass Sie sich freuen, mit ihm gerade zusammen zu sein.

Versuchen Sie, sensibler zu werden für Momente, in denen Sie sich so fühlen, und versuchen Sie, es Ihrem Partner auch auf diese Art zu zeigen. Sie werden sicher zustimmen, dass diese Art der Verwöhnung genauso wichtig ist wie die kleinen Gefälligkeiten, die Sie dem anderen zuliebe tun.

Falls die Übung der Verwöhnungstage für Sie zu schwierig ist, reduzieren Sie die Zeit. Fangen Sie zunächst mit einer Stunde pro Tag an. Sprechen Sie miteinander über eventuelle Schwierigkeiten, um sie gemeinsam abbauen zu können.

◘ Abb. 6.5 Übung 4: „Verwöhnungstage"

Übungsblatt: »Verwöhnungstage«

Name: Datum:

....

Ich habe mir folgenden Tag/Abend ausgesucht, an dem ich meinen Partner verwöhnen möchte:

....

Ich habe mir als Aufmerksamkeit überlegt:

....

....

....

....

....

....

....

An dem Tag, als mein Partner versucht hat, besonders aufmerksam zu mir zu sein, hat mir gut getan:

....

....

....

....

....

....

....

....

☐ **Abb. 6.6**   Übungsblatt: „Verwöhnungstage"

Übungsblatt: »Verwöhnungstage«

Name: .... Datum: ....

....

Ich habe mir folgenden Tag/Abend ausgesucht, an dem ich meinen Partner verwöhnen möchte:

....

Ich habe mir als Aufmerksamkeit überlegt:

....

....

....

....

....

....

....

....

An dem Tag, als mein Partner versucht hat, besonders aufmerksam zu mir zu sein, hat mir gut getan:

....

....

....

....

....

....

....

....

....

....

◨ **Abb. 6.7**   Übungsblatt: „Verwöhnungstage"

Absprachen: Wie setzen wir es um?

© Springer-Verlag GmbH Deutschland, ein Teil von Springer Nature 2020
L. Schindler, K. Hahlweg, D. Revenstorf, *Partnerschaftsprobleme?*,
https://doi.org/10.1007/978-3-662-60336-9_7

In den letzten Kapiteln ging es um die Merkmale für ein „gutes Gespräch" und darum, wie man auch bei heiklen Konfliktthemen konstruktiv bleiben kann. Ziel war es, einen Weg zu beschreiben, wie Sie zu gemeinsam getragenen Lösungen kommen können.

Allerdings sind solche Vereinbarungen erst einmal nur Absprachen über künftiges Verhalten, also Absichtserklärungen. Die eigentliche Veränderung steht noch aus.

Viele unglückliche Paare berichten, dass sie keinen Sinn mehr darin sehen, endlose Problemgespräche zu führen, die dann sowieso ohne Folgen bleiben. Sie haben zu oft negative Erfahrungen mit solchen Gesprächen und deren Ergebnissen gemacht und glauben nicht mehr an eine verändernde Wirkung.

Tatsächliche Verhaltensänderung

Die Verwirklichung von Absprachen erfordert von jedem Partner tatsächliche Verhaltensänderungen. Die Beziehung wird sich erst dann verbessern, wenn jeder Partner bereit ist, bestimmtes Verhalten bei sich selbst zu verändern.

Wir möchten in diesem Kapitel hervorheben, welchen Kriterien praktikable Lösungen genügen müssen und Maßnahmen beschreiben, die Ihnen die Umsetzung erleichtern können.

7.1 Voraussetzungen für eine erfolgreiche Umsetzung

Soll eine erarbeitete Lösung Aussicht auf Erfolg haben, dann müssen die Bedürfnisse beider Partner berücksichtigt werden. „Gewinnt" ein Partner und fühlt sich der andere benachteiligt, wird die Lösung nicht von Dauer sein.

Wenn Sie sich auf bestimmte Absprachen einigen, so tun Sie das auf der Grundlage: Ich bin bereit, mein eigenes Verhalten nach den Wünschen meines Partners zu verändern – im Vertrauen darauf, dass der andere sein Verhalten auch nach meinen Wünschen ändern wird.

Wünsche beinhalten Verhaltensweisen in konkreten Situationen. Ich kann den Wünschen meines Partners nur dann entgegenkommen, wenn ich genau weiß, was er wann von mir erwartet: Die Wünsche müssen also möglichst spezifisch sein.

Spezifische Wünsche

Denken Sie an das Beispiel des letzten Kapitels. Beide Partner waren unzufrieden mit der Gestaltung ihrer Wochenenden. Nehmen wir an, die beiden hätten sich darauf geeinigt: *„Wir wollen versuchen, unsere Wochenenden aktiver zu gestalten"* und damit das Gespräch beendet. So bliebe weiterhin die Frage offen, wie das geschehen soll und was dann jeder dazu beitragen wird.

> ❯ Lösungen werden erst dann durchführbar, wenn sie spezifische Absprachen über konkrete Verhaltensweisen in bestimmten Situationen enthalten.

Sie erinnern sich: Im Ablauf des Konfliktgesprächs ist der dritte Schritt die spezifische Formulierung von Änderungswünschen, die dann in die Lösungen eingehen.

Da dieses Spezifizieren für die Durchführung von Veränderungen eine so wichtige Voraussetzung ist, wollen wir mit Beispielen noch einmal näher darauf eingehen.

Nehmen wir an, jemand äußert den Wunsch: *„Ich möchte, dass Du nicht mehr so unzugänglich bist."* Dieser Wunsch hat nicht nur den Makel, dass er sehr global ist, sondern er enthält darüber hinaus die Forderung, etwas nicht zu tun.

Es ist sehr schwer zu beobachten, wann und wie oft der andere etwas unterlässt. Die Verwirklichung eines solchen Wunsches und die Fortschritte sind daher sehr schwer zu verfolgen.

Würden Sie beide außerdem nur alle „negativen" Verhaltensweisen unterlassen, wäre Ihre Beziehung lediglich neutral – quasi bei null. Sie wollen jedoch sicher keine neutrale Beziehung, sondern eine positive, die Ihr Leben bereichert.

Aus diesen Gründen sollten Absprachen ausschließlich Änderungswünsche beinhalten, die positive Alternativen darstellen. Es gibt für alles ein konstruktives Gegenstück – ein „Stattdessen". **Positive Alternativen**

> ❯ Lösungen sollen den Aufbau von Verhaltensweisen beinhalten, die Sie sich wünschen. Vermeiden Sie daher Absprachen über Verhalten, das einer von Ihnen unterlassen soll.

Wir wollen an einem Beispiel zeigen, wie man schrittweise von einem globalen negativen Wunsch zu einer spezifischen positiven Formulierung gelangen kann.

Beispiel

Der globale Wunsch lautet: „Ich möchte, dass Du nicht mehr so unzugänglich bist."

Unser Ziel ist es, zu positiven Verhaltensweisen in konkreten Situationen zu kommen.

Zunächst gilt es zu überlegen, in welchen Situationen der andere unzugänglich wirkt und welches Verhalten diesen Eindruck hervorruft.

Beispielsweise:

- Er liest Zeitung beim Frühstück.
- Er gibt keine Antwort, wenn er gefragt wird, wie sein Tag war usw.

In diesem Zwischenschritt werden zunächst die Verhaltensweisen herausgearbeitet, die als störend empfunden werden. Jetzt können Alternativen formuliert werden, die man sich in diesen Situationen wünscht.

Beispielsweise:

- Der andere soll sich beim Frühstück mit mir unterhalten.
- Wenn ich ihn abends nach seinem Tag frage, soll er 10 min mit mir darüber sprechen usw.

Mit diesen Schritten kommen wir von globalen Unzufriedenheiten zu spezifischen Änderungswünschen, die nun Gegenstand von Absprachen werden können.

Wir wollen diese Schritte nochmals mithilfe eines weiteren Beispiels in einem Schema darstellen:

Beispiel

Global	Spezifisch negativ (was stört mich wann)	Spezifisch positiv (was wünsche ich mir stattdessen)
Ich möchte, dass Du nicht mehr so egoistisch bist	*Du lädst nur Deine Freunde zu uns ein* *Du schaust im Fernsehen nur an, was Dich interessiert*	....

Überlegen Sie gemeinsam, welche positiven Alternativen bei diesem Beispiel denkbar wären und tragen Sie diese am besten in die rechte Spalte ein.

Wünsche bzw. Absprachen in dieser spezifischen Form sind die günstigste Voraussetzung dafür, dass Veränderungen verwirklicht werden. Betrachten wir ein weiteres Beispiel.

Der Wunsch: „*Ich möchte, dass Du freundlicher zu mir bist*" ist global und unspezifisch, weil er sich eher auf eine „Eigenschaft" bezieht, als auf konkretes Verhalten. Das geht an den eigentlichen Wünschen vorbei. Den Partner stört ja nicht, dass der andere generell ein unfreundlicher Mensch ist, sondern er vermisst in bestimmten Situationen konkrete Zeichen des Entgegenkommens.

Stimmt der Partner einem solchen Wunsch zu und erklärt er sich bereit, „freundlicher" zu sein, so ist der Misserfolg wahrscheinlich. Er weiß ja nicht, was der andere genau vermisst. Die Enttäuschung ist gleichsam vorprogrammiert.

❯ Spezifische Lösungen enthalten konkrete positive Verhaltensweisen und klar beschriebene Gelegenheiten. Absprachen in dieser Form wirken übrigens auch der Tendenz des Vermeidens bzw. des „Vergessens" entgegen.

Versuchen Sie gemeinsam, den globalen Wunsch „freundlicher sein" in den Teilschritten spezifisch auszuformulieren. Welches Verhalten wäre denkbar?

Beispiel

Konkrete Verhaltensweisen formulieren

Global	Spezifisch negativ	Spezifisch positiv
Ich möchte, dass Du freundlicher zu mir bist	....	....

Wenn Sie ein Gespräch über ein Konfliktthema führen, achten Sie darauf, dass Sie gemeinsam zu solchen spezifischen Wünschen und Vereinbarungen kommen.

Dabei können gezielte Nachfragen helfen, wie:

- „Was genau tue ich, das Dich stört?"
- „Beschreibe mir Situationen, in denen das vorkommt."
- „Was vermisst Du? – Kannst du mir eine Situation als Beispiel geben?"

7.2 Hilfsmittel für die Umsetzung

Die Umsetzung wäre damit optimal vorbereitet. Welche weiteren Hilfsmittel gibt es nun, um die Veränderungen wirklich in Gang zu bringen?

Jede Verhaltensänderung ist mit persönlichem Aufwand verbunden, der zunächst eher unangenehm ist. Daran wird sich auch nichts ändern lassen. Diesen Einsatz muss jeder von Ihnen leisten.

Wir haben alle die Tendenz, Unangenehmes zu umgehen, also zu vermeiden. Dies ist ein Grund, warum wir ab und zu „vergessen", was wir versprochen haben.

Andererseits haben Sie aber sicher selbst schon öfter erlebt, dass es einem schwer fällt, alle Einzelheiten zu behalten.

Es wäre nur allzu menschlich, wenn Sie im Alltag vergessen, was Sie im Einzelnen abgesprochen haben. Deshalb ist es hilfreich, Ihre getroffenen Absprachen schriftlich festzuhalten.

Getroffene Absprachen schriftlich festhalten

Die schriftliche Form hat den Vorteil, dass Sie jederzeit vor sich haben, welche Änderungen Sie selbst übernommen haben und welches der Anteil des Partners an den Lösungen ist.

> ❯ Wir haben insgesamt folgende Kriterien für praktikable
> Lösungen besprochen:
> — Vereinbarungen müssen beide Partner zufriedenstellen.
> — Sie müssen spezifisch sein (konkretes Verhalten,
>   umschriebene Situationen).
> — Sie müssen den Aufbau von erwünschtem Verhalten
>   beinhalten.
> — Sie sollten schriftlich festgehalten werden.

Verpflichtungen gerecht verteilen

Mithilfe der schriftlichen Aufzeichnungen haben Sie eine bessere Übersicht und können leicht überprüfen, ob die Absprachen fair sind. Sie schließen bei Ihren Lösungen ja gleichsam einen „Vertrag": *„Ich erkläre mich zu diesen Veränderungen bereit und vertraue dabei darauf, dass Du auch Veränderung übernimmst."* Deshalb ist es wichtig, dass jeder von Ihnen das Gefühl hat, dass die Verpflichtungen gerecht verteilt sind.

Der Begriff „Vertrag" mag im ersten Moment vielleicht befremdend wirken. Er bedeutet jedoch nichts anderes als eine klare Feststellung, was jeder von Ihnen als Privileg erhält, und wozu er sich als Gegenleistung seinerseits „verpflichtet".

Sie erinnern sich an das Gesetz der Reziprozität. Jede Zweierbeziehung lebt von Regeln des Gebens und Nehmens, d. h. es existieren immer mehr oder weniger ausgesprochene Verträge oder Regeln.

Die Form der schriftlichen Abmachung ist ein gutes Hilfsmittel, um Veränderungen zu verwirklichen.

Es gibt kaum unterschiedliche Auslegungen, wenn Verhalten spezifisch beschrieben ist. Durch die genaue Feststellung, wann und wie oft jeder das Verhalten zeigt, ist ein „Vergessen" schwer möglich.

Durch die schriftliche Form Ihrer Abmachungen erhalten Sie auch die Möglichkeit, genau festzuhalten, wann Sie Ihre Änderungen verwirklicht haben. Sie haben die Möglichkeit zu registrieren, wann jeder von Ihnen seinen Anteil erfüllt hat.

Wochenplanung

Als Zeitraum für einen solchen Vertrag hat sich eine Woche als günstig erwiesen. Man könnte diese schriftlichen Abmachungen daher auch als Wochenplanung bezeichnen.

Spezifische, faire Verträge, die von beiden Partnern erfüllt werden, ermöglichen es, den Fortschritt der Veränderung zu verfolgen und tragen im Sinne der Reziprozität dazu bei, das gegenseitige Vertrauen zu festigen.

> ❯ Ein „Vertrag" ist ein Hilfsmittel zur Verwirklichung der
> gemeinsamen Absprachen.

Wir möchten nun eine solche Wochenplanung an einem konkreten Beispiel zeigen.

Beispiel

Peter und Susanne sind seit 5 Jahren verheiratet. Seit einem Jahr sind beide mit ihrer Beziehung zunehmend unzufrieden. Sie haben den Eindruck, nur noch nebeneinander her zu leben.

Als einen Konfliktbereich empfinden beide die gemeinsame Freizeit, ein Punkt, der häufig zum Streit führte. Dieser Bereich ist zum Thema eines Konfliktgesprächs gemacht worden. Folgendes wurde herausgearbeitet:

- Gefühlsansprache (Problemdefinition)
  - Susanne fühlt sich von Peter im Stich gelassen, weil er häufig allein ausgeht und sie bei ihrem Kind zu Hause bleibt. Sie fühlt sich einsam und vermisst die Gemeinsamkeit, weil zu wenig Zeit für Unternehmungen oder Gespräche übrig bleibt.
  - Peter ist unzufrieden, dass seine Frau so wenig Interesse an seinen Freunden zeigt und fühlt sich eingeengt, wenn sie beide nur noch „in Familie machen". Es trifft ihn sehr, wenn seine Frau über seine Freunde schimpft.
- Bedürfnisse (Zieldefinition)
  - Susanne möchte gerne, dass ihr Mann sich mehr um die Familie bemüht. Sie wünscht sich, dass er mehr auf das Kind eingeht und versucht, während der Woche gemeinsam gemütliche Abende zu Hause zu gestalten, bei denen beide Gelegenheit haben, miteinander zu sprechen.
  - Für Peter ist es sehr wichtig, gute Freunde zu haben. Für ihn ist dieser Lebensbereich von großer Bedeutung. Er wünscht sich, dass seine Frau mehr Anteil an seinem Freundeskreis nehmen würde und möchte, dass sich Familienleben und Freundschaften ergänzen.

Beide haben in den weiteren Schritten spezifische Änderungswünsche formuliert und gemeinsam über eine Lösung verhandelt, die in die Planung der kommenden Woche aufgenommen wurde. (Sehen Sie sich den folgenden Wochenplan gemeinsam an. ◻ Tab. 7.1).

Änderungswünsche formulieren

Die Punkte 1 und 2 im Wochenplan enthalten Absprachen aus diesem Konfliktgespräch.

Absprachen aus dem Konfliktgespräch

Zusätzlich haben Susanne und Peter Wünsche formuliert, die sich auf „Verwöhnung" beziehen und die sich beide über die Verwöhnungstage hinaus voneinander wünschen (Punkt 3): So hat sich Peter darüber geärgert, dass seine Frau ihn häufig im Büro anruft, um Probleme zu erzählen oder eine Auseinandersetzung weiterzuführen. Susanne hat bedauert, dass ihr Mann nichts über sein Berufsleben erzählt und abends gleich den Fernseher anstellt. Beide haben alternative Wünsche formuliert und für die nächste Woche festgehalten.

Schließlich hat im letzten Punkt 4 jeder eine Verpflichtung für Organisatorisches übernommen, das seit einiger Zeit ansteht.

In der rechten Spalte trägt jeder ein, wann er seinen Teil der Absprachen erfüllt hat.

Wir wollten mit diesem Beispiel den gesamten Ablauf einer Konfliktlösung nochmals darstellen. Es sollte wiederholt werden,

7

⬛ **Tab. 7.1**   Wochenplan Susanne und Peter

Wochenplan							
Absprachen zwischen: **Susanne und Peter**	Datum:						
	Wochentage:						
Susanne	Mo	Di	Mi	Do	Fr	Sa	So
Ich mache jeden Tag warmes Abendessen	X	X	X	X	X	X	X
Ich gehe Freitag gemeinsam mit Peter zu seinen Freunden					X		
Ich rufe Peter täglich kurz im Büro an, um ihm etwas Nettes zu sagen	X	X	X	X	X		
Ich rufe am Donnerstag an und bereite den Autokauf vor				X			
	Wochentage:						
Peter	Mo	Di	Mi	Do	Fr	Sa	So
Ich bleibe jeden Abend zu Hause. Nur am Montag gehe ich alleine weg		X	X	X	X	X	X
Ich besorge für Freitag einen Babysitter und versorge Samstag früh unser Kind					X	X	
Ich erzähle jeden Abend nach dem Essen von meinem Arbeitstag	X	X	X	X	X		
Ich vereinbare für Dienstag einen Termin beim Steuerberater		X					

auf welchem Weg Sie mithilfe der besprochenen Fertigkeiten und Hilfsmittel in einem Konfliktbereich zu wirklichen Veränderungen gelangen können.

Vier Bereiche können zum Inhalt von Verträgen bzw. Wochenplänen werden:
— Lösungen von Konfliktgesprächen,
— Wünsche zur Verwöhnung,
— Ideen und Wünsche für Freizeit und Unternehmungen,
— Aufgabenteilung bzw. organisatorische Probleme.

Die schriftliche Form ist dabei nur ein Werkzeug. Sie kann dabei helfen, in ausgewogener Weise bei beiden Partnern Verhalten aufzubauen, das sich der andere wünscht und das der Verbesserung der Beziehung dient. Hat sich das Verhalten durch positive Erfahrungen etabliert, ist die schriftliche Form bald überflüssig.

Sollte es einmal vorkommen, dass Sie bestimmte Abmachungen nicht eingehalten haben, dann gehen Sie gemeinsam Ihre Vereinbarungen nochmals durch und überprüfen Sie:

- Waren sie spezifisch genug?
- Waren sie fair?
- Haben sie einen von Ihnen überfordert?
- Waren sie zeitlich nicht zu schaffen?

Versuchen Sie danach, Ihre Abmachungen neu zu formulieren und für die nächste Woche wieder schriftlich festzuhalten.

Wir möchten Sie noch vor einem Fehler warnen. Lassen Sie sich nicht zu Äußerungen hinreißen, wie: *„Ja, jetzt kannst Du das auf einmal. Aber Du machst es ja nur, weil es auf dem Plan steht und nicht spontan von Dir aus."*

Zum einen würde damit Verhalten bestraft, das Sie sich doch wünschen. Zum anderen geben wir zu bedenken: Gibt es einen größeren Beweis der Zuneigung, als sich dem anderen zuliebe ändern zu wollen?

Sie haben einen großen Einfluss auf das Verhalten Ihres Partners. Also nutzen Sie Ihre Einflussmöglichkeiten, um positive Veränderungen zu fördern.

Positive Veränderungen fördern

Schenken Sie den Veränderungsversuchen Ihres Partners uneingeschränkte Beachtung, das ist die beste Garantie dafür, dass er damit weiter macht.

Zeigt der andere Verhalten, das Sie sich wünschen, dann beachten Sie es möglichst immer und sofort. Auch wenn es erst kleine Schritte sind, sollten Sie Ihrem Partner zeigen, dass Sie froh darüber sind. Sie tragen so am wirksamsten dazu bei, dass er sich wieder so geben wird.

Veränderung braucht Zeit. Es ist nicht zu erwarten, dass jeder von Ihnen von einer Woche zur anderen überhaupt kein Verhalten mehr zeigt, das dem anderen missfallen könnte. Richten Sie Ihre Aufmerksamkeit nicht auf die „Fehler", die der andere macht, sondern beachten Sie seine positiven Bemühungen.

❯ Beachten Sie das Verhalten Ihres Partners, das Sie sich wünschen und versuchen Sie, solches zu übergehen, das Ihnen missfällt.

Fazit

— Lösungen werden erst dann durchführbar, wenn sie spezifische Absprachen über konkrete Verhaltensweisen in bestimmten Situationen enthalten.
— Lösungen sollen den Aufbau von Verhaltensweisen beinhalten, die Sie sich wünschen. Vermeiden Sie Absprachen über Verhalten, das einer von Ihnen unterlassen soll.
— Ein „Vertrag" ist ein Hilfsmittel zur Verwirklichung Ihrer gemeinsamen Absprachen.
— Beachten Sie das Verhalten Ihres Partners, das Sie sich wünschen und versuchen Sie, solches zu übergehen, das Ihnen missfällt.

7

Online-Tipp
► https://www.paarlife.ch/paarlife-online-training/
Evidenzbasiertes Trainingsprogramm zur Stärkung der Partnerschaft, das einen konstruktiven Umgang mit Stress vermittelt.

Buch-Tipp
Bodenmann, G. u. Fux Brändli, C. (2016). Was Paare stark macht. Das Geheimnis glücklicher Beziehungen. Beobachter, Zürich 6. Auflage.

7.3 Übungsteil

Hier finden Sie Fragen und Übungen, die zum Nachdenken und Ausprobieren anregen sollen:
— Übung 1: Beispiele für Freizeitaktivitäten ◘ Abb. 7.1
— Übung 2: Ein Konfliktgespräch ◘ Abb. 7.2
— Übungsblatt: Ergebnisse unseres Konfliktgesprächs ◘ Abb. 7.3
— Übungsblatt: Wochenplan ◘ Abb. 7.4
— Übung 3: „Verwöhnungstage" Abb. 7.5
— Übungsblatt: „Verwöhnungstage" Abb. 7.6 und 7.7

Übung 1: Beispiele für Freizeitaktivitäten

Auf dieser Seite finden Sie eine Reihe von Beispielen, wie Sie Ihre gemeinsame Freizeit noch abwechslungsreicher gestalten könnten. Gehen Sie gemeinsam die einzelnen Anregungen durch. Kreuzen Sie an, was jedem von Ihnen Spaß machen würde. Überlegen Sie, was sich verwirklichen lässt. Vielleicht fallen Ihnen weitere Möglichkeiten ein.

Was wir gemeinsam unternehmen könnten:

Ausflug machen

Diskussion führen

Golf/Tennis/Pingpong spielen

Musik hören

ins Kino gehen

Spazieren gehen

ein schönes Essen zubereiten

mit den Kindern spielen

Brettspiele machen

Kartenspiele veranstalten

Singen

Instrument spielen

Rad fahren

Museum besuchen

Theater/Konzert besuchen

Kerzenlicht-Dinner

Foto-Exkursion

Einkaufsbummel

persönliche Aussprache

Basteln

Zoo besuchen

Pläne schmieden

Segelkurs belegen

Brief schreiben

Zeitung lesen

Botanischen Garten besuchen

Ausstellung besuchen

Hobby suchen

CD kaufen

Wohnung renovieren

Entspannungsübung machen

Fremdsprache lernen

Fotos anschauen

Heimkino einrichten

Einrichtung planen

Unterhaltung über Buch/Film

TV-Programm besprechen

um Garten/Blumen kümmern

Tanzstunden nehmen

Freunde besuchen

Zelten gehen

im Bett lesen

Fischen gehen

neue Gegend erkunden

übers Wochenende wegfahren

Weinprobe machen

Etat besprechen

Zeichnen und Malen

sich etwas vorlesen

auf den Trödelmarkt gehen

ein Fest geben

Familienkonferenz planen

Sportveranstaltung besuchen

Einladung machen

Diskussionsrunde einladen

Freunde anrufen

Tanzen gehen

Ballspiele veranstalten

Schwimmen gehen

Baden gehen

■ **Abb. 7.1** Übung 1: Beispiel für Freizeitaktivitäten

7

Skilaufen

über die Familie sprechen   ....

Essen gehen   ....

ins Cafe gehen   ....

über Freunde sprechen

zusammen baden   ....

Party besuchen   ....

Nachtlokal besuchen

in die Bücherei gehen   ....

Verein/Club besuchen   ....

gemeinsames Hobby pflegen

Kissenschlacht veranstalten   ....

....

....

....

....

....

....

....

....

....

....

....

....

....

◻ **Abb. 7.1**   (Fortsetzung)

Übung 2: Ein Konfliktgespräch

Vereinbaren Sie wieder einen gemeinsamen Abend, an dem Sie versuchen, ein Konfliktthema durchzusprechen.

Versuchen Sie sich dabei möglichst genau an die Struktur und die Rollenverteilung zu halten. Legen Sie das beigefügte Blatt wieder vor sich hin und halten Sie die Ergebnisse in Stichworten fest.

Formulieren Sie bei der Lösung Ihre Absprachen so, dass sie spezifische Änderungswünsche ergeben, und benutzen Sie zur Verwirklichung den Vertrag.

Fassen Sie den Vertrag auf als Wochenplanung in Form von schriftlichen Abmachungen.

Halten Sie jeweils schriftlich fest, wenn Sie Ihren Teil der Abmachungen erfüllt haben.

◘ **Abb. 7.2** Übung 2: Ein Konfliktgespräch

7

Übungsblatt: Ergebnisse unseres Konfliktgesprächs

Name: Datum:

....

Thema:

....

SIE	ER

1. Problemansprache: Was stört mich (welche Gefühle/Gedanken habe ich, wodurch kommen sie zustande)?

....

....

....

....

2. Zieldefinition: Was wünsche ich mir (eigene Bedürfnisse/Idealvorstellung)?

....

....

....

....

3. Lösungsmöglichkeiten: Wie könnte man das erreichen (was wünsche ich mir vom anderen genau, was kann ich selbst dazu beitragen)?

....

....

....

....

4. Planung: Wozu kann ich mich verpflichten (was dem anderen entspricht, was aber auch mich nicht überfordert)?

....

....

....

☐ **Abb. 7.3**   Übungsblatt: Ergebnisse unseres Konfliktgesprächs

Übungsblatt: Wochenplan

Absprachen zwischen: Datum:

....

SIE	Mo	Di	Mi	Do	Fr	Sa	So
....							
....							
....							
....							
....							
....							
....							
....							
....							
....							

ER	Mo	Di	Mi	Do	Fr	Sa	So
....							
....							
....							
....							
....							
....							
....							
....							
....							
....							

◳ **Abb. 7.4**   Übungsblatt: Wochenplan

Übung 3: »Verwöhnungstage«

Das gegenseitige Verwöhnen sollte zur »lieben Gewohnheit« werden. Es ist dabei überhaupt nicht notwendig, dass Ihnen ständig etwas Neues einfällt. Gefälligkeiten, wie z. B. ein besonderes Essen zubereiten u.a.m., lassen sich leicht mit anderem abwechseln. Auch bei liebevoller Zuwendung ist nicht die Originalität wichtig, sondern das Gefühl, das Sie Ihrem Partner dabei vermitteln.

Bereiten Sie auch in dieser Woche einen Verwöhnungstag in der gewohnten Weise vor.

◻ **Abb. 7.5**   Übung 3: „Verwöhnungstage"

Übungsblatt: »Verwöhnungstage«

Name: Datum:

....

Ich habe mir folgenden Tag/Abend ausgesucht, an dem ich meinen Partner verwöhnen möchte:

....

Ich habe mir als Aufmerksamkeit überlegt:

....

....

....

....

....

....

An dem Tag, als mein Partner versucht hat, besonders aufmerksam zu mir zu sein, hat mir gut getan:

....

....

....

....

....

....

....

....

....

■ **Abb. 7.6**   Übungsblatt: „Verwöhnungstage"

7

Übungsblatt: »Verwöhnungstage«

Name: Datum:

....

Ich habe mir folgenden Tag/Abend ausgesucht, an dem ich meinen Partner verwöhnen möchte:

....

Ich habe mir als Aufmerksamkeit überlegt:

....

....

....

....

....

....

....

An dem Tag, als mein Partner versucht hat, besonders aufmerksam zu mir zu sein, hat mir gut getan:

....

....

....

....

....

....

....

....

☐ **Abb. 7.7**   Übungsblatt: „Verwöhnungstage"

Streit minimieren

© Springer-Verlag GmbH Deutschland, ein Teil von Springer Nature 2020
L. Schindler, K. Hahlweg, D. Revenstorf, *Partnerschaftsprobleme?*,
https://doi.org/10.1007/978-3-662-60336-9_8

Streit ist destruktiv

„Streiten verbindet" ist ein unheilbringender Irrglaube. Ebenso ist „Streitkultur" ein schreckliches Unwort. Streit ist destruktiv, zerstört gute Gefühle und darf daher nicht kultiviert, sondern sollte tunlichst minimiert werden.

Denken Sie an das Beziehungskonto: Eine einzige verletzende Bemerkung tilgt zahlreiche Zeichen der Zuneigung.

Sie erinnern sich: Persönliche Unterschiede sind eine Sache, wie man damit umgeht eine andere.

Erpressungsversuche, in denen der eine den anderen zu Änderungen zwingen möchte, drücken beträchtlich auf das Beziehungskonto.

Deshalb braucht es gemeinsam getragene Lösungen, bei denen nicht der eine gewonnen und der andere verloren hat. In den vorhergehenden Kapiteln haben wir uns darum bemüht, Ihnen mit der Struktur des Konfliktgespräches dafür einen roten Faden an die Hand zu geben.

Aber vergessen Sie nicht: *Veränderung braucht Zeit.* Es ist nicht zu erwarten, dass innerhalb weniger Wochen alle Konfliktbereiche bearbeitet und die Lösungen verwirklicht sind.

Möglicherweise hat sich in der Vergangenheit einiges an Konfliktstoff in Ihrer Beziehung angehäuft, weil Sie beide vermieden haben, über heikle Themen zu sprechen.

Viel Konfliktstoff bedeutet aber, dass es viele Situationen geben wird, in denen unterschiedliche Bedürfnisse aufeinanderprallen. Hat man dafür noch keine Regelungen erarbeitet, so drohen jedes Mal Streit und Eskalation.

Ein Paar, das beispielsweise erkannt hat, dass die Kindererziehung einen Konfliktbereich darstellt, kann in einer gemeinsamen Aussprache Kompromisse erarbeiten und Absprachen für Konfliktsituationen treffen. Tritt dann eine solche Situation ein, können sich beide an ihre gemeinsam erarbeiteten Regelungen halten – sie sind gerüstet.

Findet dagegen eine solche „vorbeugende" Aussprache nicht statt, muss jede auftretende Situation erneut gemeistert werden. In der Situation selbst besteht aber die Gefahr, dass es zu Machtkämpfen kommt. Zum einen kennen beide die Vorstellungen des anderen zu wenig, zum anderen ist dann meist keine Zeit mehr für gründliche Aussprachen. So versucht jeder den anderen zum Einlenken zu zwingen, um eine sofortige Verhaltensänderung des Partners zu erreichen. Dabei werden aversive Mittel eingesetzt; es kommt zu Streit und Eskalation.

„Vorbeugende" Aussprache

Deshalb sind vorbeugende Aussprachen über konfliktträchtige Bereiche so wichtig. Wenn sich gemeinsame Absprachen bewähren, werden brisante Konfliktsituationen seltener auftreten.

Aber diese Vorgänge brauchen Zeit, v. a. wenn sich Konfliktstoff angehäuft hat.

Sie können gewiss nicht alle Konfliktbereiche auf einmal angehen. Richten Sie deshalb Ihre Aufmerksamkeit auf die positiven Veränderungen, die Sie bereits erreicht haben. Beachten Sie tagtäglich den Fortschritt in den Bereichen, die Sie bearbeitet haben, und nicht die Punkte, die noch zur Bewältigung anstehen. Nur so räumen Sie Ihrer Beziehung die Möglichkeit einer Entwicklung ein.

> ❯❯ Beachten Sie vorwiegend den Fortschritt in Ihrer Beziehung und nicht das, was sich noch nicht verändert hat.

Wir haben bereits betont, dass es eine Beziehung ohne Konflikte nicht geben kann. Eine Partnerschaft besteht aus zwei eigenständigen Personen und jede Person hat ihre eigene Lebensvorstellung und ihr persönliches Beziehungskonzept. Konflikte sind daher nichts Negatives, sondern ein natürlicher Bestandteil jeder Beziehung.

Partnerschaft ist kein statischer Zustand, sie unterliegt ständiger Veränderung. Durch Änderung der äußeren Umstände oder durch die Entwicklung der einzelnen Partner können neue Konflikte auftreten.

Partnerschaft ist kein statischer Zustand

Konflikte wird es also immer geben. Wichtig ist, wie Sie mit ihnen umgehen. Führen sie zu einer Aussprache und gemeinsamen Lösungen, wird die Zufriedenheit mit der Partnerschaft dadurch nicht beeinträchtigt, sondern eher gestärkt.

> ❯❯ Konflikte werden immer und in jeder Partnerschaft auftreten. Wichtig ist, wie Sie damit umgehen.

In jeder noch so guten Beziehung wird es gelegentlich „krachen". In der Regel geschieht dies in Momenten, in denen es jedem Partner unverzichtbar erscheint, seine Vorstellung unmittelbar durchzusetzen und in denen dann die Versuchung aufkommt, in den „Kampfstil" überzugehen.

Streitigkeiten in diesem Sinne sind kein Anlass zur Resignation. Sie bedeuten nicht, dass alle Veränderungen hinfällig geworden sind. Allerdings ist es die große Herausforderung für jedes Paar, derartige Ausrutscher so selten wie möglich zu halten.

Wir wollen jetzt auf solche heiklen Situationen näher eingehen und Möglichkeiten aufzeigen, wie Sie Streit noch rechtzeitig abbiegen können bzw. welche Notausgänge und Rettungsanker es gibt, wenn Eskalation droht.

Dabei folgen wir dem Gesprächsverlauf und wollen zeigen, welche Eingriffsmöglichkeiten jeder von Ihnen in den verschiedenen Stadien des Gesprächs hat. Ihrer gedanklichen Steuerung kommt dabei wieder eine entscheidende Bedeutung zu.

8.1 Vorher Abwägen

Wenn eine Situation auftritt, in der Ihr Partner sich nicht so verhält, wie Sie es sich wünschen, so wägen Sie gut ab, ob es Ihnen überhaupt wert ist, ihn darauf anzusprechen.

Überlegen Sie in solchen Fällen, ob es Ihnen für Ihr Zusammenleben wirklich bedeutsam erscheint, dass diese Situationen geändert werden.

Kommt Ihr Partner beispielsweise häufig 10 min zu spät oder macht er beim Autofahren oft unbeabsichtigte Umwege, so wägen Sie erst einmal ab, ob Sie diese Punkte wirklich so arg stören, dass es für Sie wichtig ist, sie anzusprechen oder ob sie nicht eher als amüsante Eigenarten des anderen toleriert werden können.

Falls es sich um Verhalten handelt, das für Sie tatsächlich von Bedeutung ist, überlegen Sie weiter, ob die momentane Situation nicht vielleicht nur eine „Panne" darstellt. Möglicherweise hat Ihr Partner schon mehrmals andere Reaktionen im Sinne Ihrer Wunschvorstellungen gezeigt. Dann übergehen Sie den aktuellen Vorfall besser und zeigen sich bei der nächsten Gelegenheit erfreut, wenn er wieder das Verhalten zeigt, das Sie sich wünschen.

Reaktionen abwägen

Beispiel

Stellen Sie sich folgende Abmachung vor: Der Ehemann hat zugestimmt, dass er jedes Mal seine Frau anruft, wenn er abends später als geplant nach Hause kommt. Der Fall ist in den vergangenen Wochen auch mehrmals eingetreten und er hat sich an die Vereinbarung gehalten. Eines Abends jedoch kommt er eine Stunde später, ohne seine Frau verständigt zu haben. Er sagt, dass es ihm Leid täte – aber das Essen ist trotzdem kalt. Überlegen Sie gemeinsam, was die Ehefrau denken und sagen könnte, um eine Eskalation zu umgehen.

Noch eine Bemerkung zu solchen „Pannen". In diesen Fällen sollten Sie auch Ihr eigenes Verhalten kritisch betrachten und überlegen: Habe ich u. U. dazu beigetragen, dass die Situation schiefgelaufen ist?

Kommen Sie letztlich zu dem Schluss, dass es Ihnen doch wichtig ist, den Vorfall anzusprechen, dann überlegen Sie, ob es sofort sein muss. Ist die Situation so beschaffen, dass Sie sich jetzt angemessen darüber aussprechen können?

Wenn dies nicht der Fall ist, d. h. dass eine Ansprache zu diesem Zeitpunkt nicht sehr günstig erscheint, so verschieben Sie besser das Gespräch. Überlegen Sie dann, bei welcher Gelegenheit Sie das Thema aufgreifen möchten.

Zeitpunkt abwägen

Ungünstige Situationen können z. B. sein, wenn Freunde oder Verwandte anwesend sind, wenn Sie telefonieren o. ä.

8

Überlegen Sie, welche anderen Umstände für Sie noch ungünstig sein könnten.

> ❯ **Wichtig**
>
> 1. Vorher: Abwägen
>   - Wie stark stört mich der Vorfall?
>   - Handelt es sich um eine „Panne"?
>   - Habe ich zu der Panne beigetragen?
>   - Ist die Situation geeignet zur Ansprache?

8.2 Der Einstieg ist wichtig

Sind Sie zu dem Schluss gekommen, dass es für Sie wichtig ist, die Situation anzusprechen und dass auch die Gelegenheit dazu geeignet ist, so ringen Sie um den richtigen Einstieg. Denken Sie daran: Ein grober Auftakt führt zu einem groben Ende!

Ermöglichen Sie sich beiden daher einen sanften Auftakt und besinnen Sie sich auf eine gute Gesprächsführung: Beginnen Sie in jedem Fall mit „Ich" und sprechen Sie von sich selbst, darüber, was Sie fühlen und wie die Wirkung auf Sie war.

Auf diese Weise vermeiden Sie Vorwürfe und Anklagen. Sie ermöglichen damit Ihrem Partner, positiv auf Sie einzugehen. Denken Sie an die Fertigkeiten des offenen Gesprächs.

Der richtige Gesprächseinstieg

Beginnen Sie mit Formulierungen wie z. B.:
- „Ich bin unzufrieden mit der Situation und möchte gerne mit Dir darüber sprechen."
- „Ich ärgere mich, weil Du gerade die Abmachung nicht eingehalten hast."
- „Ich bin sehr enttäuscht darüber, wie das eben abgelaufen ist."

Erinnern Sie sich daran, dass für einen guten Verlauf jeder von Ihnen verantwortlich ist und jeder von Ihnen gleichermaßen dazu beitragen muss.

Beginnt Ihr Partner in einer Konfliktsituation mit Vorwürfen, so versuchen Sie auch in diesem Fall, das Gespräch in eine offene Form zurückzuführen.

Sprechen Sie davon, welche Gefühle das bei Ihnen auslöst und bitten Sie Ihren Partner, ebenfalls direkt von sich zu reden und zu beschreiben, was in ihm vorgeht.

Offene Gesprächsform

Beispielsweise:
- „Es trifft mich sehr, wie Du das gerade formuliert hast. Bitte versuche doch direkt auszudrücken, womit Du unzufrieden bist."
- „Ich fühle mich angegriffen, wenn Du das so ausdrückst. Ich möchte mich gerne offen mit Dir darüber aussprechen."

❯ Wichtig

2. Der Einstieg ist wichtig
   — Beginnen Sie mit direkten Äußerungen, sprechen Sie von sich.
   — Sollte Ihr Partner mit einem Vorwurf beginnen, sprechen Sie von Ihren Gefühlen und fragen Sie ihn nach seinen.

8.3 Im Notfall abbrechen

Sollte es Ihnen beiden nicht gelungen sein, zu einer konstruktiven Form zurückzukehren und droht eine Eskalation, so versuchen Sie unbedingt, das Gespräch abzubrechen und zu vertagen.

Sie haben sicherlich beide schon des Öfteren erfahren müssen, dass Eskalationen keine Ergebnisse bringen. Sprechen Sie daher in einem solchen Fall direkt an, dass Sie die Befürchtung haben, sie würden sich jetzt nur weiter gegenseitig verletzen.

Wenn Sie Ihren Partner bitten, das Gespräch abzubrechen, machen Sie deutlich, dass Sie bereit sind, es zu einem späteren Zeitpunkt fortzuführen. Vereinbaren Sie am besten gleich, wann Sie dies tun werden.

Beispiele für ein konstruktives Vertagen sind:

— „Ich befürchte, dass uns das Gespräch aus den Händen gleitet. Ich möchte es lieber abbrechen und morgen früh neu beginnen."

— „Ich merke, dass ich sehr sauer auf Dich bin und möchte das Gespräch jetzt lieber abbrechen. Versuchen wir heute Abend nochmals in Ruhe darüber zu sprechen."

❯ Wichtig

3. Im Notfall abbrechen
   — Drücken Sie Ihre Befürchtungen und den Wunsch, abzubrechen, direkt aus.
   — Vereinbaren Sie gemeinsam, wann Sie das Gespräch wieder aufgreifen.

8.4 Versöhnen, aber wie?

Nehmen wir den Fall an, dass beide einen „Machtkampf" nicht haben verhindern können und dass das Gespräch einen völlig negativen Verlauf nimmt.

Wir haben im Rahmen des Zwangsprozesses beschrieben, wie sich beide Partner gegenseitig im Einsatz von aversiven Mitteln steigern. Partner A ist verletzt und reagiert aversiv, was wiederum Partner B verletzt. Er wird gegensteuern.

8

Gespräch abbrechen und vertagen

Im Zuge einer solchen Eskalation werden immer stärkere Mittel eingesetzt, bis schließlich beide schreien, schweigen oder auseinandergehen – oder sogar körperlich aufeinander losgehen.

Beide warten dann darauf, dass der andere wieder ein Zeichen der Versöhnung setzt, denn der Zustand belastet meistens beide gleichermaßen. Beide möchten eine bereinigte Atmosphäre, jedoch glaubt jeder, er würde an Position verlieren, wenn er den ersten Schritt macht, da der andere ihn doch so schwer beleidigt hat.

Zeichen der Versöhnung setzen

Es gibt kein Allheilmittel, das eine Versöhnung nach einer solchen Eskalation herbeiführt.

Erstes Ziel muss es daher sein, derartige Eskalationen zu vermeiden bzw. rechtzeitig zu bremsen. Wir haben versucht, Ihnen dafür Ansatzpunkte zu zeigen.

Um sich eine Versöhnung nach einem solchen Streit zu erleichtern, muss man bei vorbeugenden Maßnahmen beginnen. Folgende Grundregeln sollten Sie unbedingt einhalten – auch im heftigsten Streit!

Die erste vorbeugende Maßnahme besteht in der Vereinbarung von „Tabu-Themen". Damit sind Themen gemeint, von denen Sie wissen, dass sie den anderen zutiefst verletzen. Jeder von Ihnen sollte sich verpflichten, diese Themen im Streit nicht mehr zu erwähnen.

Ein typisches Tabu-Thema sollte Trennung und Scheidung sein. Habe ich im Laufe einer Eskalation mit Scheidung gedroht, so habe ich mir selbst den Weg zur Versöhnung erschwert und für den Partner ist dies eine Zurückweisung, die ihm eine Versöhnung u. U. unmöglich macht.

Tabu-Themen

Hier könnte eine Abmachung beispielsweise lauten: *„Wir versprechen uns beide, auch im schlimmsten Streit – zumindest in den nächsten 2 Monaten – nicht von Trennung zu sprechen."*

Wenn Sie sich an die Regel der Tabu-Themen halten, beugen Sie Eskalationen vor oder nehmen ihnen zumindest die Spitze. Falls ein Gespräch doch in einen Machtkampf ausartet, erleichtern Sie einander so eine spätere Wiederannäherung und Versöhnung.

❯❯ Haben Sie den Wunsch, solche Tabu-Themen einzuführen? Sprechen Sie darüber!

Ein absolutes Tabu sollten im Übrigen persönliche Beleidigungen sein. Schimpfworte oder andere seelische Verletzungen sind der Ruin für den gemeinsamen Umgang und damit auf längere Sicht für die Beziehung.

Jeder wünscht sich vom anderen, mit Respekt behandelt zu werden, also muss man auch seinerseits einen respektvollen Umgang wahren. Dies beginnt wieder bei dem eigenen inneren Dialog – bereits hier muss Selbstzensur herrschen.

8

Zurück zu unserem missglückten Gesprächsverlauf: Falls Sie anschließend auseinandergehen, sagen Sie Ihrem Partner zumindest kurz, wohin Sie gehen und wann Sie zurückkommen.

Dies sind beides Maßnahmen, um auch im schlimmsten Fall nicht alle Brücken hinter sich abzubrechen. Denn Sie machen sich selbst ein Wiederanknüpfen schwer, wenn Sie zulassen, dass die Kommunikation völlig zusammenbricht.

Die Versöhnung fällt meist beiden Partnern gleichermaßen schwer. Jeder möchte neu anknüpfen, aber jeder ist blockiert und wartet auf den anderen.

Wer macht den ersten Schritt?

Als Hinweis möchten wir Ihnen hier wieder ein Abwägen empfehlen: Ist es wichtiger, dass der andere den ersten Schritt tut, auch wenn es Tage dauern kann? Oder gehe ich auf den anderen zu, weil ich mich sowieso wieder versöhnen will – also warum dann nicht gleich?

Bedenken Sie: Wenn es „gekracht" hat, gibt es dafür selten nur einen Schuldigen. Meist haben beide die Geduld verloren.

Falls Ihr Partner auf Sie zukommt und die Kommunikation wieder aufgreift, Sie aber noch so verärgert oder verletzt sind, dass Sie das Bedürfnis haben, noch alleine zu bleiben, so drücken Sie dies direkt aus. Schenken Sie aber dem Versuch Ihres Partners Beachtung.

Beispielsweise

„Ich bin erleichtert, dass Du mir entgegenkommst, bin aber noch völlig blockiert. Ich brauche noch ein bisschen Zeit für mich. Ich komme in einer Stunde zu Dir."

❯ Besprechen Sie abschließend gemeinsam, welche der aufgeführten „Versöhnungsmaßnahmen" für Sie persönlich besonders wichtig sein könnten. Vielleicht haben Sie noch zusätzliche Vorschläge.

❯ **Wichtig**

4. Versöhnen, aber wie?
- Vereinbaren Sie „Tabu-Themen" als vorbeugende Maßnahme.
- Wenn Sie weggehen, sagen Sie, wann Sie wiederkommen.
- Bekämpfen Sie die Einstellung: Ich diesmal nicht.
- Schenken Sie den Versöhnungsversuchen Ihres Partners Beachtung. – Falls Sie selbst noch Zeit brauchen, sagen Sie, wie lange in etwa.

Wir möchten nochmals betonen, dass es das erste Ziel ist, durch Konfliktgespräche gemeinsame Lösungen für Konfliktbereiche zu erarbeiten. Dadurch erhalten Sie konkrete Absprachen für Konfliktsituationen. Dies ist die beste Möglichkeit, Eskalationen vorzubeugen.

Für den Fall, dass ein Gespräch dennoch aus dem Ruder läuft, haben wir versucht, Ihnen in vier Stadien Möglichkeiten aufzuzeigen, wie Sie vorgehen können, um eine Eskalation zu vermeiden bzw. sie zu überwinden.

Wir haben Ihnen in diesem Programm eine Reihe von Fertigkeiten vermittelt, die Ihre Beziehung bereichern können.

❯ **Wir möchten Sie nochmals daran erinnern:**
  – **Bloßes Lesen genügt nicht, Sie müssen selbst Erfahrungen machen.**
  – **Erst ausprobieren, dann beurteilen.**
  – **Veränderung braucht Zeit.**
  – **Beachten Sie Ihre Fortschritte.**
  – **Änderung ist immer möglich!**

Gemeinsam mit Ihrem Partner sollten Sie an diese manchmal so schwierige Aufgabe herangehen. Wir hoffen, dass wir Ihnen mit diesem Programm dabei helfen können, Ihre Ziele zu definieren und dass wir Ihnen Wege aufzeigen konnten, wie Sie sich diesen Zielen nähern können.

Fazit

1. **Vorher: Abwägen**
   – Wie stark stört mich der Vorfall?
   – Handelt es sich um eine „Panne"?
   – Habe ich zu der Panne beigetragen?
   – Ist die Situation geeignet zur Ansprache?
2. **Der Einstieg ist wichtig**
   – Beginnen Sie mit direkten Äußerungen, sprechen Sie von sich.
   – Sollte Ihr Partner mit einem Vorwurf beginnen, sprechen Sie von Ihren Gefühlen und fragen Sie ihn nach den seinen.
3. **Im Notfall abbrechen**
   – Drücken Sie Ihre Befürchtungen und den Wunsch, abzubrechen, direkt aus.
   – Vereinbaren Sie gemeinsam, wann Sie das Gespräch wieder aufgreifen.
4. **Versöhnen, aber wie?**
   – Vereinbaren Sie „Tabu-Themen" als vorbeugende Maßnahme.
   – Wenn Sie weggehen, sagen Sie, wann Sie wiederkommen.
   – Bekämpfen Sie die Einstellung: Ich diesmal nicht.
   – Schenken Sie den Versöhnungsversuchen Ihres Partners Beachtung. – Brauchen Sie selbst dabei noch Zeit, sagen Sie, wie lange.

- Konflikte werden immer und in jeder Partnerschaft auftreten. Wichtig ist, wie Sie damit umgehen.
- Beachten Sie vorwiegend den Fortschritt, und nicht das, was sich noch nicht verändert hat.

Online-Tipp
▶ https://www.paarbalance.de
Fundiertes Online-Coaching, das pointiert vermittelt, wie man Streit und Sticheleien hinter sich lassen und seine Beziehung mehr genießen kann.

Buch-Tipp
Thiel, C. (2017) Streit ist auch keine Lösung. Wie Sie in Ihrer Partnerschaft das bekommen, was Sie wirklich wollen. Humboldt, Hannover. 3. Auflage.

8

8.5 Übungsteil

Hier finden Sie Fragen und Übungen, die zum Nachdenken und Ausprobieren anregen sollen:
- Übung 1: „Unser Abend" Abb. 8.1
- Übungsblatt: Ergebnisse unseres Konfliktgesprächs ◙ Abb. 8.2
- Übungsblatt: Wochenplan ◙ Abb. 8.3
- Übung 2: „Verwöhnungstage" ◙ Abb. 8.4
- Übungsblatt: „Verwöhnungstage" Abb. 8.5 und 8.6

Übung 1: »Unser Abend«

Führen Sie einen festen Abend pro Woche ein. Überlegen Sie gemeinsam, welcher Tag für Sie in Frage kommt und vereinbaren Sie einen festen Zeitpunkt.

An diesem Abend sollten Sie sich genügend Zeit nehmen, um ein Konfliktgespräch zu führen und anschließend eine Wochenplanung in Form von schriftlichen Abmachungen auszuhandeln. Zum Inhalt des Konfliktgesprächs können Themen aus der Konflikthierarchie oder aktuell auftretende Probleme gewählt werden. Wählen Sie sich ein Thema und bleiben Sie dabei. Halten Sie sich an die Struktur des Gesprächs und versuchen Sie gemeinsam, eine spezifische Lösung zu erarbeiten.

Versuchen Sie, es sich gemütlich zu machen. Nehmen Sie sich Zeit und achten Sie darauf, dass Sie an diesem Abend ungestört sind und durch keinerlei Umstände wie Besuch, Kinder oder Fernsehen abgelenkt werden. Setzen Sie sich so, dass Sie nahe beieinander sind und sich ansehen können.

Nehmen Sie die erarbeitete Lösung in die schriftliche Form des Vertrags (folgende Übungsblätter) auf und überlegen Sie, ob Sie zusätzliche Wünsche mit in die Wochenplanung aufnehmen möchten. Lesen Sie dazu nochmals die Beispiele in Kapitel 7.

Registrieren Sie während der darauffolgenden Woche jeder für sich die Verwirklichung Ihrer Abmachungen und besprechen Sie am nächsten Abend zu Beginn Ihre Erfolge und deren Wirkung.

Falls bestimmte Abmachungen nicht eingehalten worden sind, sprechen Sie über die Schwierigkeiten und versuchen Sie, die Vereinbarung neu zu formulieren und sie in die kommende Wochenplanung wieder mitaufzunehmen.

Dieser Abend sollte zu einer festen Einrichtung werden, bei der Sie einerseits Ihre gemeinsamen Fortschritte besprechen und andererseits miteinander neue Veränderungen angehen.

◘ **Abb. 8.1** Übung 1: „Unser Abend"

Übungsblatt: Ergebnisse unseres Konfliktgesprächs

Name: ....   Datum: ....

Thema:
....

SIE	ER

1. Problemansprache: Was stört mich (welche Gefühle/Gedanken habe ich, wodurch kommen sie zustande)?

....
....
....
....

2. Zieldefinition: Was wünsche ich mir (eigene Bedürfnisse/Idealvorstellung)?

....
....
....
....

3. Lösungsmöglichkeiten: Wie könnte man das erreichen (was wünsche ich mir vom anderen genau, was kann ich selbst dazu beitragen)?

....
....
....
....

4. Planung: Wozu kann ich mich verpflichten (was dem anderen entspricht, was aber auch mich nicht überfordert)?

....
....
....
....

■ **Abb. 8.2**   Übungsblatt: Ergebnisse unseres Konfliktgesprächs

Übungsblatt: Wochenplan

Absprachen zwischen: Datum:

....

SIE	Mo	Di	Mi	Do	Fr	Sa	So
....							
....							
....							
....							
....							
....							
....							
....							
....							
....							

ER	Mo	Di	Mi	Do	Fr	Sa	So
....							
....							
....							
....							
....							
....							
....							
....							
....							

◘ **Abb. 8.3**   Übungsblatt: Wochenplan

Übung 2: »Verwöhnungstage«

Behalten Sie die Verwöhnungstage weiterhin als »liebe Gewohnheit« bei.
Denken Sie dabei an die Punkte, die wir bereits besprochen haben:

- Überlegen Sie sich vorher, wie Sie den Tag gestalten können.
- Unterhalten Sie sich gemeinsam über alle möglichen Verwöhnungen.
- Denken Sie daran, dass es keine außergewöhnlichen Dinge sein müssen, sondern vorwiegend alltägliche kleine Aufmerksamkeiten.
- Setzen Sie sich nicht selbst unter Leistungsdruck oder Zwang zur Originalität.
- Denken Sie neben den Gefälligkeiten auch an liebevolle, zärtliche Zuwendung.
- Sprechen Sie anschließend über diese Tage und sagen Sie Ihrem Partner, was Ihnen gefallen hat.
- Versuchen Sie sich an »kleinen Überraschungen«, d. h. kleinen Verwöhnern, auch an anderen Tagen der Woche.

🔲 **Abb. 8.4**   Übung 2: „Verwöhnungstage"

Übungsblatt: »Verwöhnungstage«

Name: Datum:

....

Ich habe mir folgenden Tag/Abend ausgesucht, an dem ich meinen Partner verwöhnen möchte:

....

Ich habe mir als Aufmerksamkeit überlegt:

....

....

....

....

....

....

....

An dem Tag, als mein Partner versucht hat, besonders aufmerksam zu mir zu sein, hat mir gut getan:

....

....

....

....

....

....

....

....

....

◻ Abb. 8.5   Übungsblatt: „Verwöhnungstage"

8

Übungsblatt: »Verwöhnungstage«

Name: Datum:

....

Ich habe mir folgenden Tag/Abend ausgesucht, an dem ich meinen Partner verwöhnen möchte:

....

Ich habe mir als Aufmerksamkeit überlegt:

....

....

....

....

....

....

....

An dem Tag, als mein Partner versucht hat, besonders aufmerksam zu mir zu sein, hat mir gut getan:

....

....

....

....

....

....

....

....

☑ **Abb. 8.6**   Übungsblatt: „Verwöhnungstage"

Hegen und Pflegen

© Springer-Verlag GmbH Deutschland, ein Teil von Springer Nature 2020
L. Schindler, K. Hahlweg, D. Revenstorf, *Partnerschaftsprobleme?*,
https://doi.org/10.1007/978-3-662-60336-9_9

Wenn sich zwei Menschen ineinander verlieben, dann sind sie in der Regel von einer umfassenden Begeisterung für den anderen erfüllt. Man ist voller Bewunderung für all die guten Eigenschaften des anderen und tief gerührt, diesen Menschen an seiner Seite zu haben.

Oft werden am anderen keinerlei Schattenseiten wahrgenommen und selbst wenn Außenstehende ihn differenzierter beurteilen, lässt man keine Schwachstellen gelten. Dies ist die berühmte „rosarote Brille".

Werden irgendwann doch „Schwachstellen" entdeckt, so werden diese entweder als wichtige Ergänzungen geschätzt oder schmunzelnd als liebeswerte Eigenart oder „Marotte" des anderen hingenommen.

9.1 Akzeptanz erhalten

Achtungsvoll miteinander umgehen

Wenngleich die Vermutung nahe läge, dass diese Generalakzeptanz ein Privileg für frisch Verliebte wäre, zeigen jedoch viele Studien, dass glückliche Paare langfristig ungebrochen achtungsvoll miteinander umgehen. Sie geben ihrer Zuneigung nicht nur zu besonderen Anlässen Ausdruck, sondern auch in vielen kleinen Dingen, tagein, tagaus.

Es ist extrem wichtig, sich die Grundhaltung über die Jahre und Jahrzehnte hinweg zu bewahren, dass der andere nur als „Gesamtpaket" zu haben ist. Im Vordergrund muss die Bereicherung für das eigene Leben stehen, die ich durch den anderen erfahre – für das „Kauzige" gilt es, sich die Fähigkeit zum Schmunzeln zu erhalten.

> Diese grundsätzliche Wertschätzung ist gleichsam das Fundament für die gesamte weitere Beziehungsgestaltung: Sich erfreuen können an dem So-Sein des anderen, ihn bestätigen in dem, was er ist und was er sein kann.

Und dennoch: In allen langfristigen Beziehungen wird immer wieder die Gefahr aufkommen, dass einem diese Sichtweise verloren geht. Warum? – Weil Menschen am liebsten alles haben wollen. Und heute wollen sie von der Partnerschaft so viel wie wohl nie zuvor. Je höher jedoch die Erwartungen sind, desto größer ist die Gefahr, enttäuscht zu werden.

Entsprechend werden die meisten Scheidungen in den ersten fünf Ehejahren eingereicht. D. h. die individuelle „Sollbruchstelle" für die Beziehung ist offensichtlich sehr früh erreicht. Dahinter steht oft die Einstellung, lieber gleich auseinander zu gehen und sich jemand anderen zu suchen, der besser zu einem passt, als viel Zeit zu verlieren.

Dass dies häufig zu früh erfolgt, können wir daraus ablesen, dass die zweite Ehe eine höhere Scheidungsrate aufweist als die erste. Es wird offensichtlich nicht bedacht, dass die nächste Beziehung zum einen sehr ähnliche Herausforderungen stellen wird und dass man zum anderen mit bestimmten Hypotheken in die nächste Beziehung geht (z. B. emotionale Verletzungen, finanzielle Probleme, Kinder aus erster Ehe u. a.).

Die Sollbruchstelle wird wohl deshalb so früh erreicht, weil die Erwartungen an eine Ehe so hoch und zugleich die wirtschaftlichen oder existenziellen Notwendigkeiten, die Lebensgemeinschaft zu erhalten, so gering wie kaum zuvor geworden sind.

9.2 Veränderte Lebensumstände berücksichtigen

Durch die veränderten Lebensbedingungen ergeben sich heute völlig neue Herausforderungen an die Gestaltung von Partnerschaft.

Dies beginnt mit der zu erwartenden Dauer einer Beziehung. Lag die durchschnittliche Ehedauer zu Beginn des letzten Jahrhunderts bei etwa 15 Jahren, so kann sie heute – sofern alles gut geht – 50 Jahre und mehr betragen. Sich eine Beziehung drei- bis viermal solange lebendig zu erhalten, stellt ganz neue Anforderungen.

Die heutigen Lebensumstände bieten dem Einzelnen Möglichkeiten für eine persönliche „Verwirklichung" wie kaum je zuvor. Das gesellschaftliche Klima fordert geradezu von jedem einzelnen, seine Chancen wahrzunehmen. Dies bringt mit sich, dass sich die Partner gegenseitig wesentlich mehr Freiraum geben müssen.

Freiraum

Alte tradierte Normen greifen nicht mehr. Jedes Paar muss mehr denn je seine eigenen Lösungen finden. Dies setzt voraus, dass man Althergebrachtes hinterfragt und sich auch bei tiefgreifenden Einbrüchen die Bereitschaft zur konstruktiven Auseinandersetzung bewahrt. Es gilt zu realisieren, dass durch die Länge der Beziehung und die neuen Lebensbedingungen mehrere und intensivere Zeiten von Flaute, Distanz oder Entfremdung auftreten können als früher. Nur dadurch wird die Sollbruchstelle neu gesetzt.

Damit einher geht auch die Bereitschaft zu verzeihen. Im Verlauf von Jahrzehnten wird es nur selten ausbleiben, dass sich der eine oder andere Vertrauensbruch ereignet. Nachsicht bedeutet, in einem solchen Fall mildernde Umstände einzuräumen, die den „Täter" entlasten. Die empfundene Verletzung wird dabei durchaus ernst genommen. Jedoch dadurch, dass ich mich in den anderen hineinversetze, versuche ich sein „Fehlverhalten" zu verstehen. Aus diesem Verständnis heraus kann ich dann dem anderen einen Ansatzpunkt für die weitere Perspektive bieten.

Verzeihen

Viele Studien belegen, wie wichtig es für die seelische wie für die körperliche Gesundheit ist, verzeihen zu können.

Um Nachsicht bitten

Die Bereitschaft zu verzeihen ist übrigens primär davon abhängig, dass der andere zu der entstandenen Verletzung steht und um Nachsicht bittet.

Nur wenn wir akzeptieren, dass jede langjährige Partnerschaft Zeiten der Nähe und Zeiten der Distanzierung beinhaltet, sind wir innerlich bereit, auch schwierige Phasen zu bewältigen. Geht man davon aus, dass „nicht sein kann, was nicht sein darf", so stellt sich bald der Gedanke ein: „Das kann es ja wohl nicht gewesen sein!".

> ❯ Soll das Projekt Partnerschaft über mehrere Jahrzehnte hinweg gelingen, so ist eine erhöhte Bereitschaft erforderlich, um Durststrecken durchzustehen und zu bewältigen.

9.3 Hinderliche Einstellungen erkennen

Sie erinnern sich: Jeder von uns hat sein ganz persönliches Beziehungskonzept. In diesem inneren Arbeitsmodell sind Grundannahmen darüber enthalten, wie eine gelungene Beziehung beschaffen sein muss. Dieses Set von Annahmen enthält tradierte Normen, gesellschaftliche Mythen und vor allem Gelerntes aus der eigenen Herkunftsfamilie. All das wird zunächst meist nicht mehr hinterfragt.

„Was geht" und „Was geht nicht"

Unsere gedankliche Organisation beginnt also mit bestimmten Grundannahmen darüber, wie die Welt und die Mitmenschen zu sein haben. Dies sind quasi Eckwerte, mit denen wir den Raum abstecken, in dem sich unsere Gedanken bewegen. Mit diesen Voreinstellungen legen wir also fest, „was geht" und „was nicht geht".

Spätestens jedoch, wenn ich mich in einer Krise wieder finde, muss ich überlegen, ob nicht ein „Gedanken-TÜV" ansteht; d. h. ich muss prüfen, ob meine Voreinstellungen noch angemessen sind (besser noch: Immer schon dann, wenn ich von neuartigen Ereignissen überrascht werde und wenn gewohnte Verhaltensketten unterbrochen werden).

Unrealistischen Grundhaltungen entgegenwirken

So zeigt sich beim näheren Hinsehen häufig, dass sich bei den persönlichen Standards darüber, wie eine zufrieden stellende Beziehung beschaffen sein soll, was darin möglich und nicht möglich ist und was vom Partner als unverzichtbar erwartet wird, durchaus unrealistische Grundhaltungen eingeschlichen haben.

In wissenschaftlichen Untersuchungen wurde eine Reihe von solchen Einstellungen gefunden, die weit verbreitet sind, sich jedoch im Zusammenleben als äußerst hinderlich erweisen.

Diese Einstellungen werden auch als „irrational" bezeichnet, weil die Chance auf Erfüllung durch den Partner sehr gering ist und sie dadurch eine ständige Quelle für Enttäuschungen darstellen.

Beispiel

Beispiele für solche irrationalen Annahmen sind:

- es ist unerträglich, wenn es Wünsche von mir gibt, die der andere nicht erfüllen kann oder mag
- der andere muss in der Lage sein, meine Gedanken zu lesen bzw. von selbst wissen, was ich möchte und was nicht
- Uneinigkeit ist schädlich
- der andere muss sich immer so verhalten, wie ich es von ihm erwarte

Es wird deutlich, dass solche Ansprüche vom Partner nur schwer einzulösen sind. Schwer oder nicht erfüllbar bedeutet aber, dass sie eine permanente Quelle für Enttäuschungen und erneute Änderungsversuche darstellen. Dies sind somit Prämissen bei der kognitiven Steuerung, welche die Etablierung von negativen Zuschreibungen und Vorhersagen an den Partner begünstigen.

Immer wieder wird es Situationen geben, in denen Sie sich fragen: „Warum kann er (oder sie) denn das bloß nicht wenigstens ein bisschen anders machen?" Dann müssen Sie sich in Erinnerung rufen: Jeder hat ein absolutes Recht auf seine Bedürfnisse – aber nicht auf deren Erfüllung! – Auch Sie nicht! – Es gibt in keinem Lebensbereich 100 % und das gilt auch für die Partnerschaft.

Handelt der andere eigenwillig, so ist dies kein böswilliger Akt gegen Ihre Person, sondern der andere kann oder will es eben auf seine Weise machen. – Schmunzelnd verzichten ist dann die richtige Haltung. Das heißt, den anderen so sein lassen wie er ist und ihn trotzdem – oder gerade dafür – lieben.

Das ist im Verlauf eines jahrzehntelangen Zusammenlebens sicher nicht immer leicht. Aber bedenken Sie, dass auch Sie in Ihrer ganzen Person liebevoll angenommen werden möchten. Jeder ist nur als Gesamtpaket zu haben – mit seinen Stärken wie mit seinen vermeintlichen Schwächen.

Partner mit Stärken und Schwächen annehmen

Viele wissenschaftliche Untersuchungen haben gezeigt, dass Partner in einer zufrieden stellenden Beziehung von einer gutmütigen Grundhaltung des anderen ausgehen, d. h. dass sie annehmen, der andere wolle einem grundsätzlich nichts Böses. Menschen in einer unglücklichen Beziehung neigen hingegen eher dazu, bei einer Enttäuschung dem anderen eine negative Absicht oder gezielte Verletzung zu unterstellen, die aus Egoismus oder Mangel an Liebe entspringt.

Im Laufe einer langjährigen Beziehung wird es viele Situationen geben, in denen man bedauernd feststellt, dass der andere sich in einer Weise verhält, wie man es sich nicht gewünscht oder auch nicht erwartet hätte. Häufen sich solche Erfahrungen, so gerät man in die Gefahr, dem anderen ungute Motive zuzuschreiben. Das folgende Beispiel soll diese Gefahr veranschaulichen.

Beispiel

Tim und Tina haben einen Freund zu Besuch. Im Laufe des Abends macht Tim dem Freund gegenüber mehrmals einen Scherz auf Tinas Kosten. Sie ist verstört, da sie davon ausgeht, dass in einer guten Beziehung immer absolute Loyalität gewahrt sein muss und fühlt sich entsprechend verraten.

Nachdem der Freund gegangen ist, spricht Tina mit Tim darüber, dass sie sehr verletzt war und wie wichtig es ihr ist, vor anderen zusammenzuhalten.

Tim ist völlig überrascht über Tinas Empfinden, entschuldigt sich und verspricht, künftig darauf zu achten, dass so etwas nicht wieder passiert. Weil Tim aber gerne Witze reißt, geschieht es doch immer wieder, dass er sich vor anderen über sich, aber auch über seine Beziehung und damit über Tina lustig macht.

Tina fühlt sich dadurch immer wieder bloßgestellt und abgewertet. Bei ihr entsteht der Eindruck, für Tim sei Effekthascherei wichtiger als die Wertschätzung ihrer Person. Entsprechend angespannt sieht sie jedem Treffen mit Freunden entgegen und wappnet sich schon im Voraus für mögliche neue Angriffe.

Tim erlebt Tina als zunehmend zurückhaltend und „zickig". Bei ihm verfestigt sich das Urteil, Tina sei humorlos, engstirnig und eifersüchtig. Er geht davon aus, dass sie bei Freunden immer „pikiert" reagieren wird und gibt sich deshalb vor Dritten ihr gegenüber distanziert oder vermeidet sogar gemeinsame Treffen mit Freunden.

Ausgangspunkt für diese negative Entwicklung waren unterschiedliche Grundannahmen der beiden bezüglich Loyalität. Für jeden sind andere „Beweise" für Zusammengehörigkeit und Solidarität wichtig. Jeder von uns hat eine Menge solcher Annahmen und Erwartungen, die Bestandteile des persönlichen Beziehungskonzeptes sind. Mit diesen Voreinstellungen legen wir fest, wie eine gelungene Beziehung beschaffen sein muss, d. h. „was geht" und „was nicht geht".

Grundeinstellungen überprüfen

Wir laufen Gefahr, diese Grundeinstellungen nicht mehr zu hinterfragen, sondern verfahren nach der Devise: „Ich sehe das so, weil ich es schon immer so gesehen habe" Entsprechend werden wir uns dann auch verhalten.

> Spätestens dann, wenn ich mich in einer schwierigen Phase oder einer Beziehungskrise wieder finde, muss ich mir überlegen, ob nicht ein Einstellungs-TÜV ansteht; d. h. ich muss prüfen, ob ich mit meinen Einstellungen dem derzeitigen Zustand meiner Beziehung bzw. der Person meines Partners noch gerecht werde.

Besser aber sollte diese kritische Bestandsaufnahme bereits in Momenten beginnen, in denen wir uns dabei erwischen, dass wir im Begriff sind, dem anderen negative Eigenschaften oder Attribute zuzuschreiben bzw. eine böswillige Absicht unterstellen zu wollen.

Bei aller Gemeinsamkeit und Seelenverwandtschaft bleiben Sie beide zwei eigenständige Personen mit individuellen Stärken und Schwächen sowie Vorlieben und Sehnsüchten. Diese persönlichen Unterschiede bergen das Risiko, immer wieder zu Erlebnissen von Bedauern und Enttäuschung zu führen.

Wann immer die Menschen einen Affront oder Frust erleben, tendieren sie dazu, dem anderen eine gezielte böswillige Absicht zu unterstellen. Nur wenn wir die Perspektive des anderen einnehmen, erkennen wir die Eigenart, den Schwachpunkt oder auch die Hilflosigkeit des anderen darin. Dies wird umso leichter gelingen, je besser wir die Lebensgeschichte und das Beziehungskonzept des anderen kennen.

Die Generalakzeptanz, die sich zu Beginn der Beziehung so oft wie von selbst einstellt, lässt sich grundsätzlich über alle Phasen einer langjährigen Beziehung hinweg bewahren. Voraussetzung ist ein konstruktiver und wertschätzender Umgang mit den Eigenarten und subjektiv erlebten Schwächen des anderen.

9.4 Aktiv umdenken

Akzeptanz bewahren

Es besteht eine relativ große Freiheit dafür, sich das Bild vom Partner zu machen, das man haben möchte. Einzelne Handlungen haben keine objektive Bedeutung, sondern wir geben ihnen diese durch unsere Bewertung. Deswegen sind die oben skizzierten Grundannahmen von so großer Bedeutung, denn sie steuern unsere Bewertung.

Bewertungen modifizieren

Annahmen zu modifizieren braucht Zeit, da neue gedankliche Gewohnheiten entwickelt werden müssen. Dies gelingt nur, wenn man jede einzelne Gelegenheit beim Schopf packt um aktiv umzudenken.

Gedankliche Strategien

Dafür gibt es bestimmte gedankliche Strategien. Wir wollen anhand des vorigen Beispiels drei davon veranschaulichen.

Denken Sie an Tina aus unserem Beispiel und daran, dass sie sich an den Witzen von Tim immer wieder gestört hat. Sie hätte folgende Möglichkeiten, Tim in diesem Punkt anders zu sehen:

1. Strategie: Abgrenzung. „Er ist eben so, war immer so, und sein Verhalten hat nichts mit mir zu tun."
2. Strategie: Toleranzerhöhung. „Er bemüht sich ja, aber es gelingt ihm eben nicht immer. Es gibt hundert andere Dinge, an denen ich merke, dass er mich liebt."

3. Strategie: Aufwertung. „Er hat eben einen frecheren Humor als ich. Das ist letztlich ja erfrischend und eine schöne Ergänzung. Ich profitiere ja recht oft davon".

In gleicher Weise kann Tim seinerseits die „Ernsthaftigkeit" von Tina in ein anderes Licht rücken. Versuchen Sie selbst, jeweils ein Statement für Abgrenzung, Toleranzerhöhung und Aufwertung für ihn zu finden.

> Vermeintliche Schwächen als Stärken deuten zu können, ist mit Sicherheit die hilfreichste Version. Eine solche Idealisierung des Partners – v. a. wenn sie wechselseitig stattfindet – begünstigt in der Beziehung eine Atmosphäre von guten Gedanken und Gefühlen – wie man es aus Zeiten der rosaroten Brille kennt.

Positiv denken

Es hat sich gezeigt, dass es Menschen umso leichter fällt, den Partner durch einen positiven Filter aufzuwerten, je mehr sie über sich selbst positiv denken. Je unzufriedener jemand mit seiner eigenen Person ist und je mehr Selbstzweifel er hegt, desto größer ist die Gefahr, dem anderen kritisch oder vorwurfsvoll zu begegnen.

Dies zeigt einmal mehr, wie wichtig es ist, an sich selbst und dem eigenen Verhalten zu arbeiten. Denn das oben Gesagte stellt ja keinen Freibrief dafür dar, sich ungeniert auszuleben kann und sich auf die Aufwertung durch den Partner zu verlassen.

> Weitere typisch irrationale Annahmen sind:
> - Der andere muss mich lieben, egal wie ich mich verhalte
> - Die Partnerschaft muss der Lebensbereich sein, in dem ich mich uneingeschränkt ausleben können muss

Solche Grundeinstellungen werden die Beziehung auf Dauer ruinieren, also bleiben Sie wachsam.

9.5 Beziehung pflegen

Die größtmögliche Kontrolle hat man über die eigene Person – also sollte man sie auch an dieser Stelle ausüben.

Wir haben in diesem Buch versucht, Ihnen hilfreiche wie gefährliche Beziehungsmuster aufzuzeigen. Im Verlauf einer jahre- oder jahrzehntelangen Beziehung werden sich eine Fülle von äußeren Einflüssen und persönlichen Veränderungen einstellen. Daher wird es immer wieder notwendig werden, die eigenen Grundannahmen, den eigenen Umgang mit Konflikten und den eigenen Anteil am täglichen Miteinander zu überprüfen und zu erneuern.

Vielleicht kann das Buch auch künftig für Sie zum Nachschlagen von Nutzen sein und als Hilfe bei Ihren Änderungsversuchen dienen.

Online-Tipp
▶ https://www.die-partnerschaftsberater.de
Bunte Beziehungsplattform mit vielen Tipps und Anregungen, die bei der Suche nach einem persönlichen Berater vor Ort hilft.

Buch Tipp
Thiel, C. (2015). Was glückliche Paare richtig machen. Die wichtigsten Rezepte für eine erfüllte Partnerschaft. Campus, Frankfurt. 3. Auflage.

9.6 Die „10 Gebote" zur Beziehungspflege

Zum Abschluss sind alle Anregungen in der folgenden Abbildung, als die „10 Gebote" zur Beziehungspflege zusammengefasst ◧ Abb. 9.1.

9

Die »10 Gebote« zur Beziehungspflege

1. Gib von Dir aus so oft wie möglich Zeichen der Anerkennung, Wertschätzung und Zuneigung. Ein Zuviel ist kaum möglich. (Liebe ist das einzige Gut, das mehr wird, wenn man es verschwendet.)

2. Pflege Deine Initiative, sammle Ideen und gib Anregungen für Gemeinsamkeit, Unternehmungen und Zärtlichkeit. (Es gibt nichts Gutes, außer man tut es.)

3. Sorge dafür, dass Dein Erleben für den Partner transparent wird. Dies betrifft Dein alltägliches Befinden, Dein Lebensgefühl, Deine Lebensgeschichte und -perspektive. Nur wenn Du Dich mitteilst, kann der andere Dich verstehen.

4. Äußere unerfüllte Bedürfnisse und Wünsche an die Beziehung, sobald Du sie empfindest; nur so kann vermieden werden, dass sich Frust anhäuft. Jeder hat ein Recht auf seine Bedürfnisse (– allerdings nicht auf deren Erfüllung!).

5. Bemühe Dich um Lösungen, wenn gegensätzliche Wunschvorstellungen deutlich werden. Suche von Dir aus das Gespräch und beende es erst, wenn Ihr eine pragmatische Absprache gefunden habt, die im Alltag umgesetzt werden kann.

6. Impfe Dich gedanklich gegen Enttäuschungen. Auch der Traumpartner hat Stärken und Schwächen. Ihr bleibt zwei eigenständige Personen mit unterschiedlicher Lerngeschichte und unterschiedlicher Erlebnisweise. Krisen bedeuten nicht das Ende einer Beziehung. Mit einem anderen Partner würden sich diese Probleme bestimmt nicht ergeben – aber mit Sicherheit andere! (Es sind nicht die Dinge, die uns berühren, sondern die Gedanken, die wir uns dazu machen.)

7. Bekämpfe den Satz »Nicht ich schon wieder, jetzt ist erst der andere dran!« Dies ist der Beginn des Zwangsprozesses. Bedenke, dass Du Dich in manchen Dingen leichter tust, in anderen hingegen Dein Partner. (Der Reichere kann mehr geben – Wo immer Du feststellen musst, der Reichere zu sein: Dort gib!)

8. Brich ein Gespräch ab, wenn es zum Streit ausartet, denn dann ist das Erarbeiten einer Lösung unwahrscheinlich geworden. Vertage es und beginne es von Dir aus neu, wenn die Voraussetzungen für ein konstruktives Gespräch wieder gegeben sind.

9. Berühre keinesfalls Tabus. Kein Paar schafft es, Streit völlig zu umgehen; jedoch ziele nie auf das »Lindenblatt« des anderen, und verbale Beleidigungen und Beschimpfungen müssen dabei genauso verboten sein wie körperliche Übergriffe.

10. Denke daran: Eine enge Beziehung ist jederzeit neu formbar, wenn beide bereit sind, den eigenen Anteil zu verändern. – Willst Du Veränderung: Dann beginne selbst damit!

☐ Abb. 9.1   „10 Gebote" zur Beziehungspflege

Antworten und Beispiele zu den Übungsblättern

Auf den folgenden Seiten finden Sie die Beantwortung der Fragen sowie Beispiele für die Übungen in den einzelnen Kapiteln.

Die Beispiele, die wir zu den Übungen wie „Verwöhnungstage" oder „Konfliktgespräch" anführen, sollen Ihnen einen Eindruck vermitteln, wie andere Paare diese Übungen für sich gestaltet haben.

- **Kapitel 3**
- Beispiel zur Veranschaulichung für Übungsblatt: „Den anderen dabei erwischen, wie er mir etwas Gutes tut" ◱ Abb. 10.1
- Beispiel zur Veranschaulichung für Übungsblatt: „Den anderen dabei erwischen, wie er mir etwas Gutes tut" ◱ Abb. 10.2

- **Kapitel 4**
- Beantwortung der Fragen in Übung 2: Welches sind offene und direkte Äußerungen? ◱ Abb. 10.3
- Beispiele zu Übung 3: Anregungen zur Aussprache ◱ Abb. 10.4
- Beispiel zum Übungsblatt: „Verwöhnungstage" ◱ Abb. 10.5 und 10.6

- **Kapitel 5**
- Beantwortung der Fragen zu Übung 1: Welches sind die optimalen Zuhörerreaktionen? ◱ Abb. 10.7

- **Kapitel 6**
- Beispiel zu Übung 1: Konfliktbereiche ◱ Abb. 10.8
- Beispiel zu Übung 2: Konflikthierarchie ◱ Abb. 10.9
- Beispiel zu Übung 3: Konfliktgespräch ◱ Abb. 10.10

- **Kapitel 7**
- Beispiel zu Übung 2: Wochenplan ◱ Abb. 10.11

10

Kapitel 3

**Beispiel zur Veranschaulichung für Übung 2:
»Den anderen dabei erwischen, wie er mir etwas Gutes tut«**

Name: Hans   Datum: ....

Ich habe mir folgenden Tag/Abend ausgesucht: Mittwoch

Ich habe mich gefreut über:

– Ihre Ruhe und Gelassenheit
– Milchkaffee ans Bett gebracht zu bekommen
– Das Hähnchen zum Abendessen
– Das zärtlich in die Arme nehmen
– Eine stille Freude, die sie ausstrahlt
– Ein häufiges verliebtes Lächeln an diesem Tag
– Das selbstverständliche Besorgen der notwendigen Lebensmittel und das Aufräumen
– Die große Geduld für unser Kind
– Das Angebot, alleine einkaufen zu gehen
– Milch holen
– Abfall wegbringen

◼ **Abb. 10.1**   Kapitel 3 Beispiel Übungsblatt: „Den anderen dabei erwischen, wie er mir etwas Gutes tut"

Beispiel zur Veranschaulichung für Übungsblatt Abb. 3.3:
»Den anderen dabei erwischen, wie er mir etwas Gutes tut«

Name: **Helga**   Datum: ....

Ich habe mir folgenden Tag/Abend ausgesucht: **Dienstag**

Ich habe mich gefreut über:
- Spülen des Abendbrotgeschirrs
- Die Frage, was ich trinken möchte
- Die Bereitschaft, das Kind ins Bett zu bringen
- Das Auflegen meiner Lieblings-CD
- Seine Beschäftigung mit dem Kind
- Seine besondere Freundlichkeit
- Die Massage meines Rückens
- Darüber, dass er das gleiche Brot bevorzugt wie ich
- Dass er an diesem Abend von beruflichen Erledigungen Abstand genommen hat
- Darüber, dass er sich am Telefon für meine Freundin Zeit genommen hat
- Dass wir gemeinsam guter Laune sein konnten
- Dass er mir ein versprochenes Buch mitgebracht hat

10

◩ **Abb. 10.2**   Kapitel 3 Beispiel Übungsblatt: „Den anderen dabei erwischen, wie er mir etwas Gutes tut"

Kapitel 4

Beantwortung der Fragen in Übung 2:
Welches sind offene und direkte Äußerungen?

(Bei den angekreuzten Sätzen handelt es sich um direkte Äußerungen.)

1. X »Ich fühle mich übergangen.«
    a. »Du unterdrückst mich.«
    b. »Findest Du Dein Verhalten richtig?«
Der Sprecher bezieht sich auf seine eigenen Empfindungen und nennt das Gefühl beim Namen.

2. a. »Ich finde, Du hast unmögliche Manieren.«
    X »Mich ärgert die Art, wie Du heute mit meinen Freunden geredet hast.«
    b. »Man kann mit Dir nirgendwo hingehen.«
Ich-Gebrauch, direkte Gefühlsäußerung, »Hier und Jetzt«.

3. a. »Jeder mag Dich.«
    b. »Alle meinen, dass Du ein feiner Kerl bist.«
    X »Ich fühle mich wohl, wenn ich mit Dir zusammen bin.«
Ich-Gebrauch, direkte Gefühlsäußerung.

4. a. »Findest Du, Du bist aktiv genug?«
    X »Ich wünsche mir, dass wir mehr Sport treiben.«
    b. »Man soll sich fit halten.«
Ich-Gebrauch, direkte Äußerung des Bedürfnisses.

5. a. »Das war ein blöder Tag.«
    X »Ich bin ganz niedergeschlagen von all den negativen Ereignissen.«
    b. »Ich bin der Meinung, man sollte die Arbeit abschaffen.«
Ich-Gebrauch, direkte Gefühlsäußerung.

■ **Abb. 10.3** Kapitel 4 Beantwortung Übung 2: Welches sind offene und direkte Äußerungen?

Beispiele zu Übung 3: Anregungen zur Aussprache

Wir haben in diesem Kapitel von der Bedeutung gesprochen, sich dem Partner gegenüber zu öffnen. »Sich gut verstehen« heißt, um die Gefühle, Stimmungen und Wünsche des anderen zu wissen. Es ist eine Illusion zu glauben, dass dies stillschweigend geschieht, vielmehr erfordert es Aussprache. Versuchen Sie, sich gegenseitig mehr an Ihren Empfindungen und Überlegungen teilhaben zu lassen. Diese Übung sollte Ihnen helfen, dafür Ansatzpunkte zu finden.

Es ging dabei um Lebensbereiche oder Erlebnisse, bei denen Sie gerne mehr darüber wüssten, was in Ihrem Partner vorgeht.

Einige Beispiele:

SIE	ER
Ich würde gerne mehr erfahren:	Ich würde gerne mehr erfahren:
— über Deine Weltanschauung (Gesellschaft, Religion)	— über Deine Berufspläne (welche Wunschvorstellungen)
— welchen Stellenwert Dein Beruf in Deinem Leben hat	— welche Vorstellungen Du von Ehe/Partnerschaft hast
— welche Interessen Du mehr ausbauen möchtest (Sport, Hobby, Kultur)	— welche Ziele für Dich persönlich wichtig sind (Selbstverwirklichung)
— wie Du unsere sexuelle Beziehung empfindest	— was Dir Freunde und Verwandte bedeuten
— wie Du über Kindererziehung denkst	— ob Du mehr/weniger unternehmen möchtest
— was Du von einer Berufstätigkeit der Frau hältst	— ob Dich unsere sexuelle Beziehung befriedigt

◧ **Abb. 10.4**   Kapitel 4 Beispiel Übung 3: Anregungen zur Aussprache

Beispiel zu Übung 4: »Verwöhnungstage«

Name: **Angelika**   Datum: ………………………..

Ich habe mir folgenden Tag ausgesucht, an dem ich meinen Partner verwöhnen möchte:

Mittwoch

Ich habe mir als Aufmerksamkeit überlegt:

- morgens aufstehen, Sohn zum Skikurs bringen
- Einkaufen, für ihn eine Kleinigkeit besorgen
- Frühstück machen
- Wohnzimmer in Ordnung bringen
- Peter loben, öfter streicheln, nach Wünschen fragen
- mich für ihn hübsch machen
- etwas Gemeinsames planen

An dem Tag, als mein Partner versucht hat, besonders aufmerksam zu mir zu sein, hat mir gut getan:

- streichelt mich morgens, macht Frühstück
- erzählt mir etwas von sich
- kümmert sich um unseren Sohn, auch als er anstrengend wird
- holt mich auf das Sofa, hält mich im Arm und schmiedet Pläne mit mir
- sagt mir mehrmals, was er an mir schätzt
- plant mit mir einen Theaterbesuch

⬛ **Abb. 10.5**   Kapitel 4 Beispiel Übungsblatt: „Verwöhnungstage"

Beispiel zu Übung 4: »Verwöhnungstage«

Name: Peter   Datum: ....

Ich habe mir folgenden Tag ausgesucht, an dem ich meinen Partner verwöhnen möchte:

Montag
Ich habe mir als Aufmerksamkeit überlegt:
- Bürokratie erledigen und Schreibtisch ordnen
- Angelika lange schlafen lassen, zärtlich aufwecken
- ich bereite ein großes Frühstück vor
- ich übernehme die Kinder, wenn Angelika lesen will
- ich ergreife die Initiative für einen gemeinsamen Ausflug
- ich hole Angelika zu mir auf das Sofa und nehme sie in den Arm, vielleicht herumbalgen

An dem Tag, als mein Partner versucht hat, besonders aufmerksam zu mir zu sein, hat mir gut getan:
- Angelika ist vor mir aufgestanden, hat unseren Sohn zum Skikurs gebracht und eingekauft
- sie hat mich lange zärtlich gedrückt (hat sehr gut getan)
- sie hat mich öfter gelobt

◘ Abb. 10.6   Kapitel 4 Beispiel Übungsblatt: „Verwöhnungstage"

Kapitel 5

Beantwortung der Fragen zu Übung 1: Welches sind die optimalen Zuhörerreaktionen?

(Bei den angekreuzten Äußerungen handelt es sich um Formen des positiven Eingehens.)

1. »Ich bin heute richtig zufrieden mit mir. Selten habe ich an einem Tag so viel geschafft.«
   a. »Das könntest du öfter haben, wenn Du Dir Deine Zeit besser einteilen würdest.«
   X »Du bist jetzt richtig stolz auf Dich?«
   b. »Mein Tag war heute nicht so besonders.«
   Paraphrasieren, in eigenen Worten wird wiederholt, was der Partner gesagt hat.

2. »Ich habe mich auf den Abend so gefreut und jetzt ist alles schiefgelaufen.«
   a. »Es kommt immer anders, als man denkt.«
   b. »Dich trifft dabei wohl keine Schuld?«
   X »Erzähle mir doch, was Dich so enttäuscht hat an diesem Abend.«
   Aufmerksames Zuhören (Interesse wird gezeigt) bzw. offene Fragen.

3. »Ich finde den Franz unmöglich in seiner arroganten Art.«
   a. »DU bist überempfindlich.«
   X »Hat Dich etwas an seinem Verhalten verletzt?«
   b. »Nimm die Menschen so, wie sie sind.«
   Offene Frage, Gefühle werden angeboten.

4. »Es hat mir richtig gut getan, mir alles von der Seele reden zu können.«
   X »Ich freue mich, dass Du mir so ausführlich davon erzählst.«
   a. »Hauptsache ist, Dir hilft es.«
   b. »So etwas braucht man eben ab und zu.«
   Positive Rückmeldung.

◼ **Abb. 10.7**   Kapitel 5 Beantwortung Übung 1: Welches sind die optimalen Zuhörereigenschaften?

10

Kapitel 6

Beispiel zu Übung 1: Konfliktbereiche

Sie finden auf dieser Seite eine Aufstellung verschiedener Bereiche des Zusammenlebens. Überlegen Sie jeder für sich, ob Sie in den einzelnen Bereichen in Ihrer Beziehung Konflikte sehen und wie Sie mehrheitlich damit umgehen.

Die Zahlen bedeuten:
0 = keine Konflikte
1 = Konflikte, erfolgreiche Lösungen
2 = Konflikte, keine Lösungen, oft Streit oder Spannungen
3 = Konflikte, aber wir sprechen kaum darüber

		SIE				ER			
1.	Finanzen	×	1	2	3	×	1	2	3
2.	Berufstätigkeit	0	1	×	3	0	1	×	3
3.	Haushaltsführung	0	×	2	3	0	×	2	3
4.	Kindererziehung	0	1	2	×	0	1	2	×
5.	Freizeitgestaltung	0	1	×	3	0	1	×	3
6.	Freunde und Bekannte	0	1	×	3	0	1	×	3
7.	Verwandte	0	×	2	3	0	×	2	3
8.	Weltanschauung und gemeinsame Gespräche	0	1	2	×	0	1	×	3
9.	Temperament des Partners	0	1	×	3	0	1	×	3
10.	Zuwendung des Partners	0	1	×	3	0	1	2	×
11.	Attraktivität des Partners	×	1	2	3	×	1	2	3
12.	Vertrauen und Eifersucht	×	1	2	3	0	1	2	×
13.	Gewährung persönlicher Freiheiten	0	1	×	3	0	×	2	3
14.	Zärtlichkeit und Sexualität	0	×	2	3	0	1	2	×
15.	Persönliche Gewohnheiten des Partners	×	1	2	3	0	1	×	3

◻ **Abb. 10.8**   Kapitel 6 Beispiel Übung 1: Konfliktbereiche

---

Beispiel zu Übung 2: Konflikthierarchie

Zu den Bereichen des Zusammenlebens, in denen jeder einzelne von Ihnen Konflikte gesehen hat (Kategorien 2 und 3) sollen Sie nun versuchen – wiederum jeder Partner getrennt für sich – in Stichworten Konfliktthemen festzuhalten. Versuchen Sie dann, die Themen nach Brisanz oder Schwierigkeit zu ordnen (Ziffern in Klammer).

Sie haben so eine Aufstellung der Themen, die eine Aussprache und Lösungen erfordern. In den nächsten Wochen sollten Sie sich die Zeit nehmen und nacheinander diese Themen in Konfliktgesprächen gemeinsam bearbeiten.

Einige Beispiele:

SIE	ER
(3) meine Rückkehr in den Beruf	(3) Deine Anteilnahme
(2) unser Erziehungsstil	(2) Erziehungsstil
(5) mehr an Freizeitgestaltung	(1) mehr an Gemeinsamkeit
(4) müssen wir Deine Freunde immer gemeinsam besuchen?	(6) Einladung bei uns zu Hause
(6) mehr an Gesprächen über Bücher, Filme etc.	(4) unser Verhalten, wenn wir in Gesellschaft sind
(1) ich möchte mehr persönliche Freiheit	(5) unsere unterschiedlichen sexuellen Bedürfnisse

◻ **Abb. 10.9**   Kapitel 6 Beispiel Übung 2: Konflikthierarchie

Kapitel 6

Beispiel zu Übung 3: Konfliktgespräch

(Auf den folgenden Seiten finden Sie beispielhaft die Entwicklung eines Konfliktgesprächs und die Übernahme der Lösungen in einen Wochenplan.)

Name: **Gisela und Robert**   Datum: ....

Thema: **Persönlicher Freiraum und Gemeinsamkeit**

SIE	ER
1. Problemansprache: Was stört mich (welche Gefühle/Gedanken habe ich, wodurch kommen sie zustande)?	
Ich fühle mich eingeengt. Ich mache nur Hausarbeit und spüre die Pflicht, abends immer zu Hause sein zu müssen. Ich vermisse Unternehmungen und Aktivitäten, die ich alleine machen kann, vor allem, wenn Du keine Zeit hast. Ich brauche das für meine Selbstverwirklichung. Wenn ich etwas alleine mache, fühle ich mich unter Druck gesetzt und habe ein schlechtes Gewissen, weil ich befürchte, Du hast etwas dagegen. Das verunsichert mich auch in meinen Plänen. Wenn ich meinen persönlichen Freiraum verwirklichen könnte, wäre das eine Bereicherung für unsere Beziehung und unsere Gemeinsamkeit.	*Ich habe Angst um unsere Gemeinsamkeit und damit um unsere Beziehung. Ich befürchte, dass wir uns immer mehr entfremden, wenn jeder seine Freiräume ausbaut. Ich spüre bei mir auch Eifersucht, wenn ich daran denke, dass Du sehr viel alleine unternimmst. Ich vermisse gemeinsame Unternehmungen und gemeinsame Erlebnisse und bin in dieser Hinsicht unzufrieden mit unserer Beziehung. Wenn wir uns mehr Gemeinsamkeit aufbauen würden, fiele es mir leichter, Zugeständnisse für Deine persönliche Freiheit zu machen.*
2. Zieldefinition: Was wünsche ich mir (eigene Bedürfnisse/Idealvorstellung)?	
Ich wäre halbtags gerne wieder berufstätig und wünsche mir, dass wir dann den Haushalt gemeinsam bewältigen, um mehr Zeit für uns zu haben. Ich möchte mit Dir zusammen eine Wochenplanung über unsere gemeinsamen Aktivitäten machen (z. B. Theater, Sport), aber auch alleine ins Kino gehen oder Freunde besuchen, wenn Du keine Zeit oder Lust dazu hast. Ich möchte, dass Du mir an solchen Abenden hilfst, d.h. beim Kind bleibst und mir keine Vorwürfe	*Ich wünsche mir, dass Du Dich mit Deiner Freizeitplanung etwas mehr nach mir richtest, d.h., dass Du Deine Freizeit so einteilst, dass für uns gemeinsame Erlebnisse und Unternehmungen zu ermöglichen sind. Ich wünsche mir, dass Du Dein Verlangen nach persönlichem Freiraum etwas einschränkst, weil mir das in diesem Ausmaß Probleme bereitet. Ich persönlich brauche für mich keinen größeren Freiraum oder Freiheiten.*

☐ **Abb. 10.10**   Kapitel 6 Beispiel Übung 3: Konfliktgespräch

machst. Ich möchte auch ab und zu alleine übers Wochenende wegfahren oder mit unserer Tochter Urlaub machen, wenn Du keine Zeit hast.

3. Lösungsmöglichkeiten: Wie könnte man das erreichen (was wünsche ich mir vom anderen genau, was kann ich selbst dazu beitragen)?

- Einmal in der Woche etwas alleine unternehmen.
- Ab und zu einen Tag am Wochenende mit unserer Tochter alleine wegfahren.
- Ich möchte, dass Du Unternehmungen, die Du vorhast, erst mit mir besprichst, und wir überlegen dann, ob wir sie gemeinsam unternehmen können.
- Ich möchte, dass wir öfter Freunde zu uns einladen.

- Einen Vormittag in der Woche alleine Tennis spielen.
- Ich möchte meine Wünsche direkt vortragen können, ohne zu sehr bitten zu müssen.
- Ich möchte gemeinsam mit Dir ins Konzert/ Theater gehen.
- Ich möchte, dass Du mich ab und zu bei meinen Geschäftsreisen begleitest.

4. Planung: Wozu kann ich mich verpflichten (was dem anderen entspricht, was aber auch mich nicht überfordert)?

- Ich ergreife am Samstag die Initiative, um mit Dir eine Wochenplanung zu besprechen, was wir gemeinsam unternehmen könnten.
- Ich lade für Samstagabend einige Freunde zu uns ein.
- Ich versuche, Interesse zu zeigen, wenn Du mir von Deinem Tennisspiel erzählst.

- Ich unternehme einmal in der Woche etwas mit Dir gemeinsam.
- Ich bleibe einen Tag pro Woche zu Hause und versorge das Kind.
- Wenn Du Wünsche für Deine persönliche Freizeit vorträgst, gehe ich positiv darauf ein und ermögliche ein konstruktives Gespräch.

Abb. 10.10 (Fortsetzung)

Kapitel 7

Beispiel zu Übung 2: Wochenplan

Absprachen zwischen: **Gisela und Robert**   Datum:....................

SIE	Mo	Di	Mi	Do	Fr	Sa	So
1. Am Samstag beginne ich ein Gespräch über gemeinsame Aktivitäten in der kommenden Woche.						X	
2. Ich besorge uns am Mittwoch Theaterkarten für Freitagabend.			X				
3. Ich sorge dafür, dass unser Kind täglich um 20 Uhr ins Bett kommt.	X	X	X	X	X	X	X
4. Ich besorge am Freitag ein Buch, das uns beide interessiert.					X		

ER	Mo	Di	Mi	Do	Fr	Sa	So
1. Ich bleibe Donnerstag zu Hause und versorge das Kind, wenn Du alleine ausgehst.				X			
2. Ich zeige Interesse, wenn Du vom Tennisclub erzählst.					X		
3. Ich spreche täglich mit unserem Kind über die Schule oder über die Hausaufgaben.	X	X	X	X	X	X	X
4. Ich spreche am Samstag mit Gisela über ihre Berufspläne						X	

◻ **Abb. 10.11**   Kapitel 7 Beispiel Übung 2: Wochenplan

Serviceteil

Literatur

Berlin J (1990) Das offene Gespräch. Pfeiffer, München

Bodenmann G, Fux Brändli C (2016) Was Paare stark macht. Das Geheimnis glücklicher Beziehungen, 6. Aufl. Beobachter, Zürich

Engl J, Thurmaier F (2016) Wie redest Du mit mir? Fehler und Möglichkeiten in der Paarkommunikation, 2. Aufl. Kreuz, Freiburg

Grau I, Bierhoff H-W (2012) Sozialpsychologie der Partnerschaft. Springer, Berlin

Gottman JM, Silver N (2014) Die 7 Geheimnisse der glücklichen Ehe, 7. Aufl. Ullstein, München

Hahlweg K (2016) Fragebogen zur Partnerschaftsdiagnostik (FPD), 2. Aufl. Hogrefe, Göttingen

Lazarus A (2000) Fallstricke der Liebe. Vierundzwanzig Irrtümer über das Leben zu zweit, 9. Aufl. dtv, München

Lerner H (2014) Beziehungsregeln. Die ultimativen Tipps für alle, die Partnerschaftskrisen satt haben. Goldmann, München

Liebe N (2018) Kommunikation in der Partnerschaft. So führst Du eine glückliche Ehe oder Beziehung. Independently published

Revenstorf D (2018) Die geheimen Mechanismen der Liebe. 7 Regeln für eine glückliche Beziehung, 6. Aufl. Cotta, Stuttgart

Revenstorf D (2015) Liebe und Sex in Zeiten der Untreue. Pattloch, München

Schindler L, Hahlweg K, Revenstorf D (2019) Partnerschaftsprobleme: Diagnose und Therapie. Therapiemanual, 3. Aufl. Springer, Heidelberg

Thiel C (2015) Was glückliche Paare richtig machen. Die wichtigsten Rezepte für eine erfüllte Partnerschaft, 3. Aufl. Campus, Frankfurt

Thiel C (2017) Streit ist auch keine Lösung. Wie Sie in Ihrer Partnerschaft das bekommen, was Sie wirklich wollen, 3. Aufl. Humboldt, Hannover

Stichwortverzeichnis

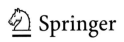
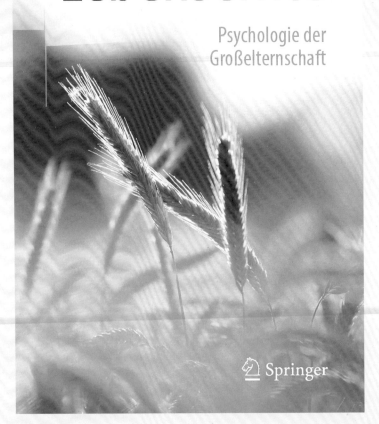